养好脾肺肾

孩子　吃饭香
不咳嗽　长得高

李爱科 | 北京市健宫医院儿科主任、副主任医师
编　著 | 北京市鼓楼中医医院京城名医馆特聘专家

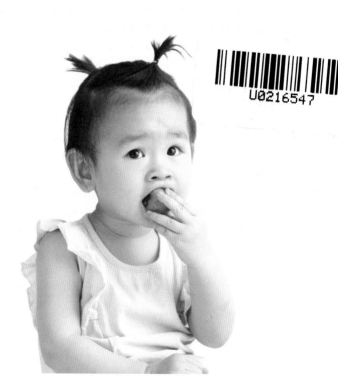

U0216547

中国轻工业出版社

图书在版编目（CIP）数据

养好脾肺肾孩子吃饭香不咳嗽长得高 / 李爱科编著 . —
北京：中国轻工业出版社，2024.11

ISBN 978-7-5184-2319-4

Ⅰ. ①养… Ⅱ. ①李… Ⅲ. ①婴幼儿－健脾－养生(中医)
②婴幼儿－益胃－养生(中医) ③婴幼儿－补肾－养生(中医)
Ⅳ. ①R256.3 ②R256.5

中国版本图书馆 CIP 数据核字（2018）第 278130 号

策划编辑：翟　燕　付　佳
责任编辑：翟　燕　　　　　责任终审：张乃東　封面设计：悦然文化
版式设计：杨　丹　　　　　责任校对：晋　洁　责任监印：张京华

出版发行：中国轻工业出版社（北京鲁谷东街5号，邮编：100040）
印　　刷：北京博海升彩色印刷有限公司
经　　销：各地新华书店
版　　次：2024 年11月第 1 版第13次印刷
开　　本：720×1000　1/16　印张：14
字　　数：270 千字
书　　号：ISBN 978-7-5184-2319-4　定价：49.80 元
邮购电话：010-85119873
发行电话：010-85119832　010-85119912
网　　址：http://www.chlip.com.cn
Email：club@chlip.com.cn

中医儿科学是整个中医药学的重要组成部分，在历史长河中，为中华民族的繁衍昌盛做出了不可磨灭的贡献。自古以来，中医儿科独特的诊疗技术，让儿童茁壮成长，即使在科技突飞猛进的今天，仍然继续为少年儿童的健康保驾护航，并彰显出独特的优势，尤其在少儿的保育、调护、防病等方面有其独到之处，不仅可为国内儿童提供健康保障，也可为全世界少儿的健康服务，造福后代。

名老中医的临床经验往往超越了书本知识，是祖国医学宝库的重要组成部分。众所周知，临床是中医赖以生存和发展的阵地，疗效则是中医得以生存和发展的根本，而疗效的提高需要经过长期的理论探讨和临床实践。因此，继承名老中医的学术经验，关系到中医学术中各种流派的继承和发展，是培养高质量中医临床专家队伍的关键。

我与李爱科医师师出同门，都是中医"臣"字门派的第六代传人，他是我的师弟，现任北京中医药学会儿科专业委员会副秘书长、常委。他继承了刘弼臣教授的学术思想，"精于五脏证治"，突出从肺论治，逐渐提高自己的医疗技术，善治各种儿科疑难病症，并取得了较好的疗效。

此外，李爱科医师还潜心研究儿童养生、心理健康、生长发育，特别是在儿童疾病的防治、饮食疗法方面取得了不小的成绩，并且整理出版了多部著作，发表了多篇学术论文。

本书分九部分，介绍了少儿健康生活、养生保健、调护脏器等方面的知识理念，以及切实可行的实践方法，条理清晰、通俗易懂，非常值得广大家长一读，以增进对儿童保健、调护知识的了解。

李爱科医师是全国著名中医教育家、中医儿科泰斗、现代中医儿科学的奠基人之一刘弼臣教授的高徒，做出的努力和尝试值得学习和推广。让我们共勉，为中医儿科事业的发展，在治疗与养生保健方面多下功夫，攻克难关。

我们既然是中医"臣"字医学流派的第六代传人，就一定不辜负老一代医学大家的期望，努力发掘整理名老中医的学术思想、宝贵的临床经验，更好地为广大少年儿童服务。我们要勤求古训，博采众长，将中医学"臣"字流派发扬光大。

有鉴于此，特为之序。

中医"臣"字门第六代传人

刘弼臣教授之子 刘昌光

2018 年 10 月 15 日

孩子发病前有各种小信号，家长一定要了解

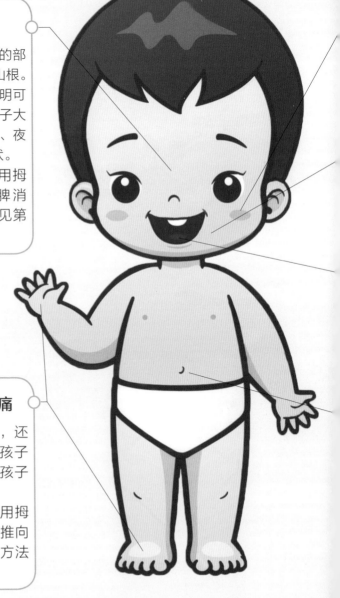

鼻根部有青筋
可能是积滞或惊风

鼻根部是指人两眼内眦之间的部位，它是鼻子的起点，中医称为山根。如果孩子山根处青筋显现，则说明可能有积滞或惊风之证。这样的孩子大多有食欲不佳、腹胀、大便不畅、夜睡不安、手心脚心热、多汗等症状。

特效调理方：揉板门穴。用拇指端揉板门穴100次，可健脾消积，清热镇惊（具体操作方法见第85页）。

手脚冰凉
体内有寒气，易感冒、腹痛

有些孩子手脚总是冰凉的，还容易感冒、腹痛、腹泻。改善孩子这种四肢不温的情况，需要给孩子补充阳气。

特效调理方：推三关穴。用拇指桡侧面或中间三指指腹从腕推向肘，每天推100次（具体操作方法见第91页）。

面色苍白常咳嗽

肺气不足惹的麻烦

肺是孩子最娇嫩的脏腑，如果孩子面色苍白，时常咳嗽，很可能是肺气不足，需要培补肺气。

特效中成药：玉屏风颗粒。有益气固表的功效，适用于肺气虚弱引起的面色苍白、感冒咳嗽。使用时需遵医嘱。

常流口水

可能体内有寒湿

孩子流口水，跟脾脏运化无力有关。在脾虚的情况下，脾的固摄功能失调，口水不能正常传输，就会发生流口水的现象。如果孩子的口水比较清长，会不由自主地流出来，这大多是体内寒湿引起的，调理应该以温阳、健脾、化湿为主。

特效贴敷方：取吴茱萸 5 克，打成粉，糊在孩子的脚底上，用胶布封好，晚上敷上第二天早上取下来即可，连续贴 5~7 天，可以温阳散寒。

地图舌

病根在脾胃

中医认为"舌为脾胃之外候"，因此地图舌和脾胃有很大关系。出现地图舌的孩子一般会有食欲差、多汗、倦怠、乏力等症状。调理以补脾益气为主。

特效食疗方：50 克山药、30 克小米一起煮粥食用，每天 1 次，吃 5~7 天。

肚子咕噜噜乱响

消化不好的表现

如果孩子经常肠鸣、腹胀、腹泻、风寒感冒，或者隔几天就会大便稀溏，通常是肠胃不消化惹的麻烦。调理以健脾胃、祛寒邪为主。

特效调理方：揉外劳宫穴。每天用拇指端按揉孩子外劳宫穴 100~150 次左右（具体操作方法见第 149 页）。

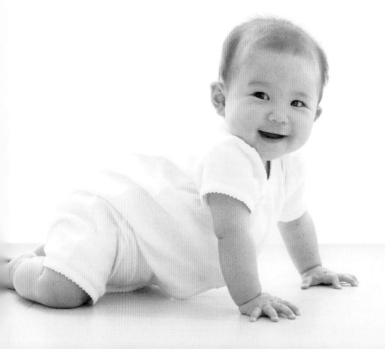

PART 2 养好脾，孩子吃饭香、不积食、不拉肚、不便秘

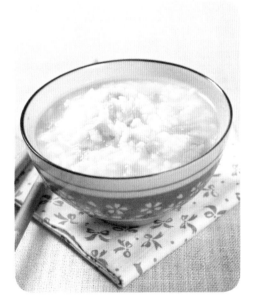

PART 4 孩子不尿床、长大个、更聪明，
养好肾是关键

PART 5 普普通通的食材，
是滋养孩子脾肺肾之物

PART 6 每天睡前推拿 5 分钟，孩子毛病少

PART 7 春夏健脾，秋养肺，冬补肾，孩子少生病

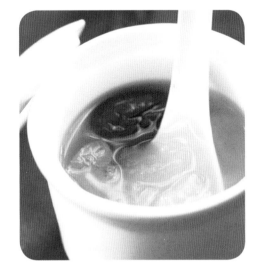

PART
8
不良情绪伤身体，
做孩子最好的心理医生

PART 9 孩子这些多发病症，和脾肺肾有关

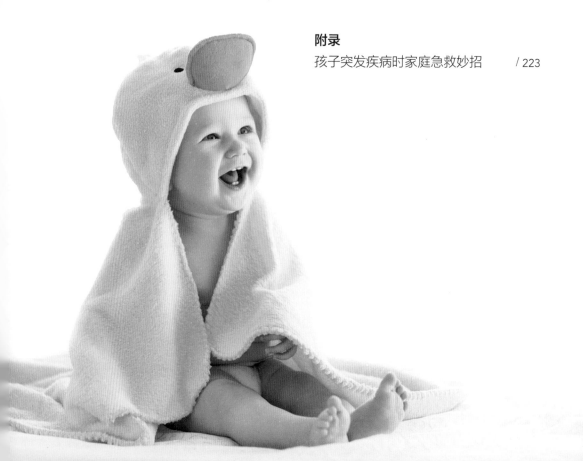

护好脾肺肾，
保孩子平安

脾肺肾：孩子一生健康的根基

脾为孩子后天之本，气血生化之源

脾胃功能的好坏影响一生的健康。对中医感兴趣的家长知道，肾为先天之本，脾为后天之本。先天充足需要靠父母的给予，一出生就已经决定了；而后天养护有赖于脾对营养物质的吸收、运输和代谢。孩子生长发育好不好、体质强不强、能不能长高个，都和脾密切相关。

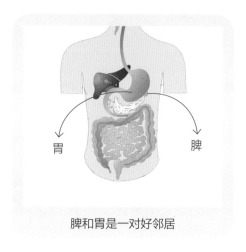

脾和胃是一对好邻居

胃　　　　脾

脾的运化功能好，孩子消化好、吃饭香

中医说"脾主运化"，通常表现在运化水谷精微和运化水湿两个方面。

水谷精微是指食物中的营养物质。孩子吃的食物，经过消化、吸收，再输到全身。如果脾功能好，孩子就会吃饭香、消化好，身体也壮实。相反，如果脾功能不佳，无论摄入多少有营养的食物，孩子仍然身体虚弱。

运化水湿指的是脾参与水液代谢。如果脾虚，水湿运化功能失常，孩子就会患许多病症，比如水湿停滞在肺，就会咳喘；水湿停在肠道，就会腹泻。水湿运化功能失常甚至会影响生长发育。

脾摄血、生血能力强，孩子气血充沛长得高

"脾主统血"，指的是脾有摄血、生血的作用。一方面，脾能够统摄和控制血液在血管中正常运行；另一方面，脾能够化生血液，也就是将食物中的营养物质转化为血液。如果孩子脾虚，必定会血虚，血虚就会导致孩子体格、智力发育缓慢。

孩子肌肉结实，脾功劳最大

中医认为，脾主一身之肌肉。孩子的体格发育，离不开脾的呵护。脾气充沛，营养来源就充足，孩子肌肉结实，身体壮。人们常说，这孩子长得"虎实"，指的就是脾功能良好的孩子。相反，脾虚的孩子要么很胖，要么很瘦。

肺为五脏之"华盖"，主一身之气

大家都知道，孩子来到这个世界的时候，助产士要做的第一件事就是拍几下孩子的屁股蛋儿，让他"哇哇"地哭出来，这其实就是让孩子的肺工作起来。

中医对肺有个美好的比喻，叫作"华盖"。盖，即伞；所谓"华盖"，原指古代帝王的车盖。由此可见，在人体五脏中，肺的位置最高，犹如伞盖保护位居其下的脏腑，抵御外邪，所以有这个称呼。其实肺又称为"水上之源"，由脾运化的精气，必须先输送到肺，肺再将津液像雨露一样输布全身，才能熏蒸肌肤，充盈五脏，润泽皮毛。

肺主气，司呼吸，是孩子生命的基础

中医认为肺主气、司呼吸。肺就像人体的"吸尘器""中央空调"，是气体出入、清浊交换的主要场所，有吐故纳新的作用。肺所负责的气体交换，是一切生命活动的基础，对小儿生长发育有重要意义。

肺是治理百脉气血的"宰相"

《素问·灵兰秘典论》中说"肺者，相傅之官，治节出焉"。治节就是治理、调节的意思，这句话意思是说肺像丞相一样，辅助君主（心脏）治理、调节全身气、血、津液以及五脏六腑。肺这个"丞相"治理有方，孩子的五脏六腑才会"各司其职"，生长发育正常，就不易被外邪侵犯。如果肺虚，则"丞相"治节无能，五脏六腑就会各自为政，身体变得一团糟。

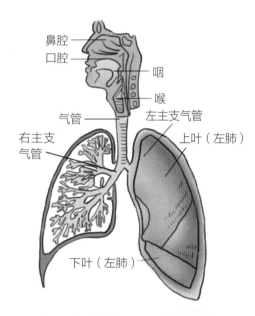

不同于西医中肺只是一个单独的器官，中医里的肺是包括鼻腔、口腔、皮肤、毛孔、气管等在内的一个系统

肺主皮毛，抵御外邪

皮毛指一身之表，包括皮肤、汗孔、毛发等，是抵抗外邪的屏障。肺气充足的孩子，肌肤润泽，肌表固密，毛孔开合正常，体温调节能力强，抵抗外邪的能力强，不易生病。肺虚的孩子，不仅易被外邪侵犯而时常生病，还会表现为头发干枯、皮肤干燥。

肾是生命的发动机，肾好的孩子才结实

中医认为，肾为先天之本、生命之源，它贯穿于一个人的生命孕育、出生、成长、发育、生长、衰老的全过程。拥有强大的肾，是孩子身体健康的本钱。

父母的先天决定孩子的未来

孩子先天充足需要靠父母的肾精给予，一出生就已经决定了。父母在孕育新生命时，一定要保护好自己的肾精，做到不伤神（不操心过度）、不耗精（不过劳），生下的孩子才能体格健壮。

肾藏精，孩子的生长、发育、生殖都离不开肾

肾中所藏精气是人体生命活动的原始动力。中医常说"小儿为纯阳之体"，就是说孩子肾精充足，不容易被外邪侵扰。

精分为先天之精和后天之精。先天之精是从父母那里遗传来的，它有促进生长和繁殖后代的能力。后天之精来源于水谷精微，即是靠脾胃化生的营养物质所得，具有滋养脏腑的作用。先天之精和后天之精相互依存，相互为用。

一个人从小长到大，生长、发育、生殖，都是肾精在推动，所以说，人的一生保护好肾至关重要。

肾主水，是人体的"过滤器"

肾主水，是指肾具有主持和调节人体水液代谢的功能。人体的水液代谢包括两方面：一是将具有滋润脏腑组织作用的津液输布全身；二是将各脏腑组织

代谢后的浊液排出体外。而水液代谢过程的实现，主要依赖肾的"气化"功能。有的孩子出现遗尿、尿床等问题，通常是肾的水液代谢失常引起的。

肾主骨，肾好的孩子骨骼健壮、长得高

"肾主骨"，即肾充养骨骼。如果肾精充足，人的骨质就会得到很好的滋养，骨骼发育就会良好，骨质就致密，骨头就坚固有力；如果肾精不足，骨骼就会失去滋养。小儿肾功能失常，就可能造成骨骼发育不良或生长迟缓，骨软无力、囟门迟闭等。

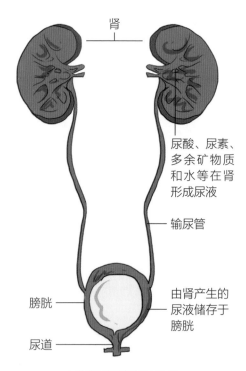

肾

尿酸、尿素、多余矿物质和水等在肾形成尿液

输尿管

膀胱

由肾产生的尿液储存于膀胱

尿道

人体的肾是怎样工作的

孩子脾肺肾都很娇贵，最容易受外邪"侵犯"

古人认为孩子很少有心肝之火等问题，造成小孩子生病的原因主要有两条：吃多了，冻着了。孩子最常见的病症也就是咳嗽、发热、积食……家长在生活中细心一点儿，只要保证脾肺肾的健康，基本就能解决孩子常见的病症。

小儿脾常不足

脾为人体气血生化之源。脾不好，吃到肚子里的食物不能转化为气血输送到全身各处，各个脏器的功能就不能正常运转。

明代医书《幼科发挥》中说："小儿脾常不足，尤当调理。调理之法，不专在医，唯调母乳。节饮食，慎医药，使脾胃无伤，则根本固矣"。意思是说，孩子的脾通常比较虚弱，应该着重调理，调理的方法不完全倚赖于医生，应该调节孩子饮食，谨慎用药，使脾胃不受伤害，就能使脾胃强大。由此得出结论说，"调理脾胃者，医中之王道"。因此，家长一定要注意养护孩子的脾胃。

贪吃是孩子的本性。有句俗话"吃饭不知饥饱，睡觉不知颠倒"，就是形容小孩子的。但是，孩子的脾胃功能还不完善，如果吃太多肥甘厚腻的食物，就容易积食，伤到后天之本——脾。

脾胃虚弱了，孩子的营养吸收就会出现问题，个头会比别的孩子矮小，发育会比别的孩子晚，身体也没有别的孩子好。

—— ○ 哪些因素会伤孩子的脾 ○ ——

饮食不当	饮食过量、多吃高热量的食物、偏食、挑食
外感六淫 （自然界的风、寒、暑、湿、燥、火）	·风邪容易引起厌食、呕吐、腹胀 ·寒邪易损脾阳，导致胃寒、呃逆 ·暑邪易导致夏天胃口不好 ·湿邪阻滞脾气，孩子会出现腹胀、食欲缺乏等症 ·燥邪耗伤津液，使脾胃失去濡养，导致孩子进食少、大便干燥 ·火邪会伤脾耗气，孩子会出现食欲不振、疲劳倦怠等症
情志失调	忧思伤脾：脾气郁结就会生病

小儿肺尤娇

肺质地疏松，"虚如蜂巢"，在五脏之中最为娇嫩。小儿属于稚阴稚阳之体，肺脏更为娇嫩。

明代的《育婴家秘·五脏证治总论》中说："肺为娇脏，难调而易伤也……天地之寒热伤人也，感则肺先受之。"人的五脏中，只有肺跟外界相通。从生理结构上讲，五脏里心、肝、脾、肾这四个脏器都在下面，唯独肺像个伞一样，在上面把它们遮挡着。

所以中医说"肺为清虚之体，且居高位，为诸脏之华盖，百脉之所朝，外合皮毛，开窍于鼻，与天气直接相通，六淫外邪侵犯人体，不论是从口鼻而入，还是侵犯皮毛，皆易于犯肺而致病。"风、寒、暑、湿、燥、火这六邪进犯身体的时候，肺总是首当其冲。正因如此，如果孩子身体孱弱，就容易出现呼吸系统疾病。孩子肺脏功能弱的时候，还容易引起其他疾病。

─○ 哪些因素会伤孩子的肺 ○─

外邪伤肺	风寒：出现鼻塞、流涕、头痛、咳嗽、咳痰等症状 湿邪：夏季湿热重，孩子易患肺炎、支气管炎、扁桃体炎、咽炎 燥邪：秋天燥气重，容易灼伤肺脏，造成孩子皮肤干燥、口干、便秘
痰饮伤肺	水湿内停，形成痰饮，损伤肺脏，导致咳嗽
劳累伤肺	劳累伤气、耗血，导致气血亏虚，出现肺系病症
污染伤肺	大气污染、二手烟等

小儿肾常虚

肾为先天之本，肾中元阴元阳为生命之根，关系到人的禀赋体质与成长，各脏之阴取之于肾阴的滋润，各脏之阳依赖于肾阳的温养。孩子的生长发育，抗病能力以及骨髓、脑髓、发、耳、齿等的正常发育与功能，均与肾有关。小儿初生正处生长发育之时，肾气未盛、气血未充，肾气随年龄增长而逐渐充盛，这就是小儿"肾常虚"的含义。肾虚的孩子，常会出现遗尿、五迟五软（第105页）等。

─○ 哪些因素会伤孩子的肾 ○─

外感伤肾	肾气衰弱，不仅肺气不足，而且元气也不足，免疫力会变差，咽喉要道的防病能力减弱，就会增加感冒概率
惊恐伤肾	中医认为，五情之中恐最伤肾，所以尽量不要让孩子受到惊吓

顺着脾肺肾的脾气养，孩子才能不生病

补养脾、肺、肾，要根据每个脏器的特点来补——顺时、顺势而为。这样才能把脏腑调理顺畅，孩子才不容易被疾病盯上。

脾喜燥恶湿

"喜"为喜好之意，"恶"为讨厌畏惧之意。中医认为，脾阳气充盛，则运化水液的功能正常，水湿便不会在体内潴留，湿邪就不会盯上孩子；而脾虚不运则容易生湿，湿邪困脾，往往会导致脾出现不适。

要保护好孩子的脾，必须注意饮食，做到饮食有节，不偏食、挑食，也不暴饮暴食，少吃零食及过甜、过冷、油腻、辛辣食物。另外，别让孩子在潮湿阴冷的环境中玩耍，以免湿气困脾。

肺喜润恶燥

干燥是秋天的主气，肺又是孩子最娇嫩的器官，所以秋天的燥气最容易损伤孩子的肺。因为秋燥伤肺，到冬季就容易感染很多呼吸系统疾病，比如咳嗽、支气管炎、肺炎等。

秋季护好孩子的肺，最有效的办法是让孩子多喝水。秋季要比其他季节每天多喝 200~300 毫升水。

秋季养肺，还应该让孩子多吃白色食物。按照五行和五脏搭配的理论，秋季通肺，代表颜色是白色。因此中医认为，多吃白色食物有利于润肺，比如山药、莲子、银耳、雪梨等都有滋阴润肺的功效。

肾喜温恶寒

中医认为"腰为肾之府"，腰部是肾脏所在地。所以说，加强腰部的保健相当于滋养肾脏。

要做好孩子腰部保健，首先要时常按摩孩子腰部，每次按摩腰部以有温热感为宜，每次按摩 5 分钟左右即可。按摩腰部，能促进肾脏中精气的升发和肾脏处气血的运行，有助于滋养肾脏。

还要做好孩子腰部保暖防寒工作。因为肾喜温恶寒，如果腰部常被寒冷之气侵袭，则会使气血紊乱，所以要妥善护理好孩子腰部，别让腰部受寒。

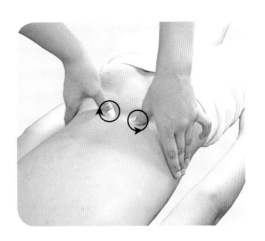

为人父母必知
孩子的生理和病理特点

中医儿科
干货分享

常言说，"为人父母，不知医者为不慈。"呵护孩子身体健康，为人父母不能不了解孩子的生理、病理特点。

孩子的生理特点之一：脏腑娇嫩，形气未充

脏腑娇嫩。孩子出生之后，脏腑尚未发育完全，就像小禾苗一样，刚刚长出了头，非常"娇嫩"，一有风吹草动便很容易受伤。

形气未充。孩子的形体与脏腑功能不像成年人那样充实强壮。如果天气突然变化，或者吃得太多，大人可以很好地调节、适应，孩子一不注意就会生病。

孩子的生理特点之二：生机蓬勃，发育迅速

儿科专著《颅囟经》中提出，孩子是"纯阳"之体，生机蓬勃、发育迅速，就像"旭日初升""草木欣欣向荣"的样子。

孩子的病理特点之一：发病容易，传变迅速

孩子"脏腑娇嫩，形气未充"，一旦生病，就容易表现出"发病容易，传变迅速"的病理特点。《温病条辨·解儿难》中说，小儿"邪之来也，势如奔马；其传变也，急如掣电"，就是说孩子感受邪气发病，像马奔跑起来那样快；而变起来，又像闪电一样迅速。总之，孩子生病很容易发生变化。

孩子的病理特点之二：脏气清灵，易趋康复

孩子的身体和成人不同，成人经过社会与自然中风风雨雨的多年浸染，身体里多数有了痰湿、湿热、瘀血等，这些都会影响身体脏气的清灵通达，导致生病后痊愈变慢。而孩子并没受到多种多样的"污染"，元气原本是充足的，脏气也很清灵，所以感受邪气生病后，正气就能够很好地调动起来驱除邪气，从而利于康复。

脾肺肾是"一家子"

脾与肺是母子，健脾也能养肺

一般情况下，孩子的常见病主要集中在脾和肺上，把这两脏安抚好，孩子的病就少了大半。

脾为土，肺为金，土能生金

清代儿科名著《幼科铁镜》上说：脾脏属土，土为万物之母，亦是人身之母。而脾与肺的关系是土生金的关系。脾土不好了，肺金的功能也会跟着变差。那些脾胃不好的孩子，就容易感冒发热咳嗽。天稍微变凉就容易感冒，气温略一变就容易发热。

古代行军打仗，经常说"兵马未动，粮草先行"。如果把小孩子的身体比作一支军队，那脾胃就是负责"粮草"的押运官，"兵马未动，粮草先行"放在小孩子身上就是说，要想让孩子身体棒棒的，就必须先把脾胃调理好。

中医常用补脾的办法养肺

因为小儿"脾常虚"，脾气虚会使肺气不足，也就是"土不生金"，调理时应该用"培土生金"的办法。适合用补脾的办法养肺，来达到少得呼吸系统疾病的目的。

山药糯米羹

材料 山药 100 克，糯米 50 克，枸杞子 5 克。

做法

1. 将山药去皮，洗净，切块；将糯米淘洗干净，放入清水中浸泡 3 小时；枸杞子洗净，备用。
2. 糯米和山药块一起放入搅拌机中打成汁。
3. 将糯米山药汁和枸杞子一起放入锅中煮成羹即可。

功效 山药有健脾养肺、补体虚的功效；糯米可健脾益肺，和胃安神。两者一起煮粥食用，健脾肺效果更好，能增强孩子体质。

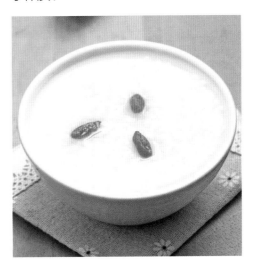

肺与肾金水相生，补肾也能养好肺

孩子的肺和肾是相互共生的，肾变得强健，肺也不易受外邪侵扰。

肺为金，肾为水，金能生水

从五行的关系来说，肺属金，肾属水，金能生水，又称为肺肾相生。肺吸入的自然界清气是后天之气的主要组成部分，肾精所化生的元气是先天之气的主要成分。后天之气能够培养先天，先天之气可以促生后天，一先一后，相互滋养，能够通过补益肾气达到补肺气的目的。

肾为气之根，肺为气之主

中医认为肾为气之根，肺为气之主。肾精充摄，有利于肺的肃降；肺气的肃降也利于肾纳气。如果肺肾功能受到影响，孩子可能会出现气短、气喘等。肺肾两脏同主水液代谢，两者相互配合默契，才能共同完成这一功能。

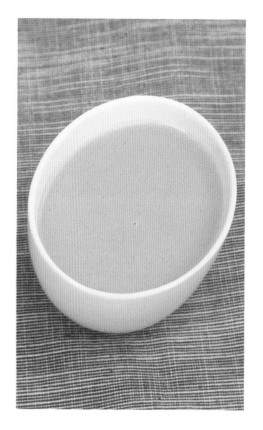

核桃花生露

材料 核桃 50 克，花生仁 100 克，红枣 2 枚，白砂糖适量。

做法

1. 将红枣、核桃和花生仁用清水洗净，红枣去核后切小粒备用。
2. 将所有材料与 1000 毫升水加入豆浆机中搅碎，煮成核桃露。
3. 过滤核桃与花生渣后，加入适量白砂糖调味后即可饮用。

功效 核桃性温，味甘，入肾、肺、大肠经，有补肾、强腰固肾、温肺定喘的功效。让孩子常吃核桃可以让肺肾变得结实。

注：1 岁以下的孩子不能吃糖，1 岁以上孩子少吃糖。另外，花生为易过敏食材，确保孩子不过敏再食用。

脾与肾关系密切，健脾就能固肾

中医认为，肾为先天之本，脾为后天之本。先天、后天之间的关系是"先天生后天，后天养先天"。孩子的脾胃强健了，肾功能也会增强。

脾和肾相互滋助

脾气的健运需要依靠肾阳的温煦，而肾精也需要脾所运化的水谷精微的补充。此外，脾主运化，负责运化水液，而肾是主管水液代谢的，在水液代谢过程中，两者只有互相帮助，相互配合才能完成。因此，脾和肾之间是相互滋助、相互促进的，中医称之为脾肾互助。

脾气虚弱的孩子精气神不会太好

肾藏精生髓，脾胃虚弱的孩子精气神不会太好，不爱动。别人的孩子跟雨后春笋一样茁壮成长。可脾虚的小孩却是懒动少言，生长也相对缓慢。

给孩子补钙从补脾固肾开始

现在许多家长都意识到，钙对于孩子的成长很重要，也很注意给孩子补钙。那为什么不少孩子还是缺钙呢？其实，要达到有效补钙的目的，就要提高孩子对钙的吸收能力，而不是单纯提高钙摄入总量。五脏中的脾和肾对钙的吸收影响很大，妈妈在帮孩子补钙时，一定要注意从健脾补肾入手。

中医认为"肾主骨"，就是说骨质的生长和牢固主要受肾控制。现代医学认为，人体的肾脏对体内钙的调节、平衡起主导作用，同时也是钙主要的排泄途径。

脾"主运化""主升清"，各种营养成分、精微物质都要通过脾来消化吸收并运输到全身各地方。很多孩子在调理补钙时会出现便秘、厌食等现象，是因为孩子脾气不足造成的。所以，中医认为增加孩子对钙的消化能力，关键在于调整孩子体质，增强孩子的脾肾功能。

在孩子大拇指上来回推推，就能补脾固肾

要想让孩子的脾肾强健，做推拿效果很好。家长每天只要花上几分钟在孩子的拇指部位推按几下，就能让孩子的脾胃变强壮。

每天用拇指指腹从孩子拇指尖向指根方向直推 50～100 次，称为补脾经。

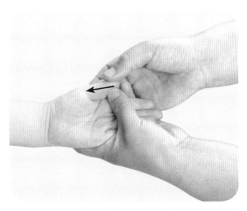

脾经穴位于孩子拇指桡侧缘指尖到指根成一直线

过来人的 6 条经验，有助护好孩子脾肺肾

若要小儿安，三分饥与寒

古代医家有育儿警语"若要小儿安，常受三分饥与寒"。为何这么说呢？一是因为小儿"纯阳"的体质特点，二是老百姓育儿总是怕孩子饿着冻着，总是给孩子吃得过饱，穿得过暖。

"三分饥与寒"是让小儿饿着、冻着吗

对"三分饥与寒"的正确解释应该是，饥为调节饮食；寒为适应寒温。也就是说，不要让孩子吃得太饱，不要给孩子捂得过于严实。

养孩子不宜"捂得过紧"

因为小儿脾常不足，如果吃得过饱，会损伤稚嫩的胃肠，而导致多种不适。如果"捂着"小儿，能使"纯阳"之体阳气更盛，损耗阴液，导致小儿喜欢出汗，倒容易感冒。如果捂着小儿头部，更会使小儿阳热不能外蒸，引发常见疾病。所以，头部过暖是育儿大忌。

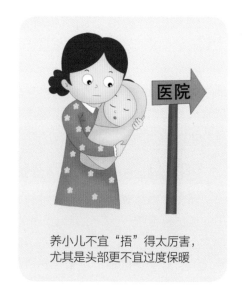

养小儿不宜"捂"得太厉害，尤其是头部更不宜过度保暖

孩子穿衣有讲究

古代医家均强调穿衣避免刺激孩子的娇嫩的肌肤，二是避免穿得过多。

孩子饮食有禁忌

孩子饮食，一忌太饱；二忌生冷肥甘，冷饮、性寒的食物、油炸食品、不易消化的食物都不适合小儿；三忌五味太过，过酸、过甜、过咸的食物都不适合给孩子食用。

软、热、少对脾好；冷、多、硬脾易病

当下有不少孩子喜欢吃冷、硬的食物，还吃很多。常见到有的孩子手里拿一包方便面，捏碎了放嘴里干嚼；有的孩子四季都吃冷饮；还有的孩子碰上对胃口的食物就吃到撑。其实，这些都违背了中医养儿、护儿的法则，对孩子的生长发育很不利。

名医传下来的"养子十法"

中医古籍《活幼便览》一书中提到了养子十法，里面说到"吃热、吃软、吃少则不病，吃冷、吃硬、吃多则多病。忍三分寒，吃七分饱，频揉肚脐，一要背暖，二要肚暖，三要足暖，四要头凉，五要心胸凉"。

食物"冷、多、硬"有什么不好

吃过硬的食物，孩子就像是吞下去一堆石头，脾胃会非常难受；喝冷饮过多，就像给脾胃当头浇下一盆凉水，孩子体内就会生寒；吃得太多则相当于虐待孩子的脾胃，开始还只是消化不良，时间久了，孩子就会因脾胃虚，因为吸收不好而体弱多病。

适合孩子脾胃的食物才是最好的

孩子的脾胃对食物是有选择的，喜欢喝粥，吃软一点的食物，而且东西凉了脾胃也不喜欢。另外，孩子吃得太多，胃撑得慌，蠕动起来就比较困难了。所以孩子少吃一点，才会充分地吸收食物的营养，对健脾益胃会有帮助。

软、热食物更养孩子脾胃，喝粥对孩子健康有益

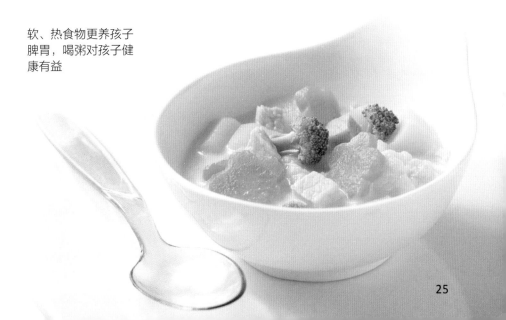

乳贵有时，食贵有节

孩子生病的一个原因是食积。食积产生的一个主要因素就是吃多了。对于孩子养护，要坚持"乳贵有时，食贵有节"的原则。作为孩子的家长，一定要牢记这点，并在生活中认真履行，孩子才不容易生病。

年轻的妈妈常犯的错误

不少年轻的妈妈都犯过这样的错误：孩子只要一哭，就以为是饿了，赶快给孩子喂奶。岂不知这样却害了孩子，影响了孩子的身体健康，甚至导致孩子受疾病困扰。

乳贵有时：给孩子喂奶要有时间规律

"乳贵有时"，指的是给孩子喂奶要有时间规律。母乳是 6 个月以内婴儿最理想的天然食品，是任何其他食物都无法替代的。婴儿胃肠娇嫩，更容易吸收母乳。孩子吃母乳胃肠负担小，而且母乳营养好。另外，母乳中含有很多有活性的抗体成分，对孩子有保护作用，可以让孩子少生病。

给孩子喂奶的规律需要妈妈去摸索。一个小时喂一次？两个小时喂一次？还是三个小时喂一次？有的妈妈产乳丰富，压力高，孩子很容易一次吃饱，这就需要间隔时间长些；反之，则需要间隔时间短些。

食贵有节：吃饭要有节制，不要吃得太多

孩子 3 岁以后，就要养成三餐定时，规律饮食的习惯。家长要为孩子的饮食把关，做到"食贵有节"。首先，不能吃得太饱；其次，食材的选择要有原则，天然的、应季的、营养丰富的食物要多吃，油炸食品、垃圾零食要尽量少吃，最好不吃。在此基础上，可以适当多吃一些健脾消食的食物，如红枣、山药、山楂等，这些常见的食材放入孩子的日常饮食中，有很好的保健防病效果。最重要的是，千万不要让孩子养成偏食的习惯，偏食会损伤孩子的脾胃。

"小胖墩""豆芽菜"，先天不足后天补

为什么现在的孩子要么很胖，要么很瘦？原因是多方面的，主要内因是孩子脾胃虚弱。

胖孩子和瘦孩子的家长各有各的烦恼

时常听到有家长抱怨："我家孩子太瘦了，怎么喂也不胖。人家的孩子胖乎乎的，多可爱。"小胖墩的家长也是满腹苦水："孩子胖，可不结实，身体总闹毛病，而且胖也妨碍运动，长大后还不好看。"

其实，不管是"小胖墩"，还是"豆芽菜"，都是孩子脾胃不好引起的。

胖孩子和瘦孩子都不健康

瘦弱的孩子，人们常用"豆芽菜"的样子来形容，这种孩子一般都脾胃虚弱。孩子脾胃功能不好，吃进去的食物不能很好地消化吸收，自然非常瘦。这种孩子脸色不好，睡眠也不好，身体素质也不好。如果这时候不注意调养脾胃，进一步发展就会出现营养不良，也就是中医说的"疳积"。孩子很瘦，生长发育也会受到影响。

至于小胖墩，大家可能觉得这种孩子能吃，为何还脾胃虚弱呢？因为仅是能吃不行，还要看他吃进去能不能消化。脾胃虚弱，吃得多但不能消化，就会变成虚胖。

顺着脾胃的脾气吃，孩子才健康

怎样做才是对脾胃好呢？关键是吃对。吃得对就是吃好一日三餐。《黄帝内经》中有"五谷为养，五果为助，五畜为益，五菜为充"的说法，把主食、蔬果、肉蛋奶合理搭配好，不偏食不挑食，适当多吃蔬菜，这就是顺着脾胃的脾气来吃。

平时，可以适当多给孩子吃点具有健脾消食作用的食物，如山楂、山药、红枣等。

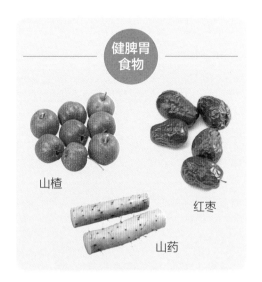

健脾胃食物

山楂

红枣

山药

鱼生火，肉生痰，青菜豆腐小儿安

正处在生长发育阶段的孩子，任何营养都不能缺乏，所以孩子的食谱应该丰富。现在许多父母是什么贵就给孩子吃什么，每顿离不开鱼、虾、肉。这是一种不科学的饮食观念。

为什么说"鱼生火"

有不少家长认为，鱼在寒凉的水里生存应该是性寒的，为什么说吃鱼还会"生火"？古医家认为"诸鱼在水，无一息之停，皆能动风动火""至阴之物，阴极则阳复。"虽然鱼在水里寒湿的环境中生活，但肌体要产生足够的热才能抵御寒冷，并不停地游来游去，所以鱼反而是热性的，吃鱼就容易上火。

民间将鱼称之为"发物"，婴幼儿时期身体内分泌的系统还没有发育完善，各种酶的分泌还没健全，过早接触"发物"会引起致敏反应，还容易生湿疹和疮。

---○ TIPS ○---

如何让孩子做到营养搭配合理均衡？

建议给孩子的食谱中最好是鸡、鸭、鱼、虾、猪、牛、羊都要有，鱼、虾每周不超过两次，即做到营养均衡。再配上各个季节上市的蔬菜、水果，尽量不要吃反季节的蔬菜、水果，这样孩子的营养就全面了。

吃肉多为什么会发胖

名医李时珍在《本草纲目》中讲到，猪肉性微寒，多吃生湿气、多痰。他说"凡猪肉能闭血脉，弱筋骨，虚人肌，不可久食。"性微寒的肉食进入体内，身体就得动用热来对抗消化，不小心热调过头就会上火。如果不及时调理，时间长了孩子就会出现地图舌、手脚心热、睡觉不安等一系列阴虚火旺的体征。

多吃肉生湿多痰，湿在体内是水肿。所以吃肉多会发胖，而且是臃肿的虚胖。这样的孩子免疫力低，抗病能力弱，爱感冒、咳嗽，就是所谓的"易感儿"。

青菜豆腐营养健康

"青菜"是指新鲜绿色蔬菜，其中含有人体所需要的多种维生素，因此多食青菜有益于身体健康；"豆腐"不但含有铁、钙、磷、镁等人体必需的多种矿物质，还含有丰富的优质蛋白质。豆腐为补益清热养生食品，常食可补中益气、清热润燥、生津止渴、清洁肠胃。将"青菜"与"豆腐"这两种简单又便宜的食物搭配在一起，能给孩子提供较高的营养。

要让小儿安，三里水不干

足三里穴是有名的强壮穴，对孩子的成长有很好的补益作用。中医有句古话叫"要使小儿安，三里水不干"，本来是指用瘢痕灸法对孩子的足三里穴进行艾灸，达到祛病保健的目的。但艾灸操作起来不太方便，孩子也不一定乐意接受，平时在家，常给孩子按揉足三里穴，同样也能取得健身防病的效果。

按揉足三里穴，健脾胃、强壮身体

按揉足三里穴有补益脾胃、健胃消食、强壮身体的作用，尤其适合脾胃虚弱的孩子。按揉足三里穴，对发育不良、营养不良、感冒、虚喘等病症有很好的预防效果。

肚腹三里留

《四总穴歌》中有一句话"肚腹三里留"，如果孩子有消化不良的早期症状，表现为不想吃饭、腹胀、恶心，按一按足三里穴，改善胃口的效果非常好。

足三里穴的位置

足三里穴位于外膝眼下 3 寸，胫骨旁开 1 寸处。可以让孩子站立，弯腰，把同侧的手掌张开，虎口围住膝盖外缘，四指直指向下，食指按在胫骨上，中指尖所指的位置就是足三里穴。

按揉足三里穴，健脾胃，长高个

用拇指指腹按揉两侧的足三里穴，每侧按揉 100~200 次。如果是日常保健，按揉的力度可以轻柔一些；如果孩子有积食症状，按揉的力量要稍重一些，时间也可以适当延长一些。

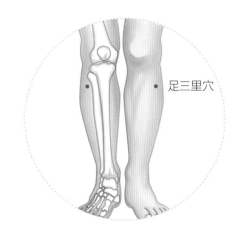

足三里穴

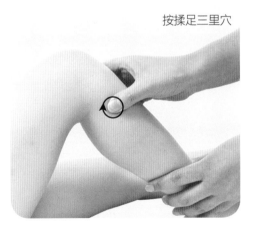

按揉足三里穴

孩子脾肺肾出了问题，有哪些典型的表现？

说到育儿，中医经常提到的是"稚脾""嫩肺""娇肾"，也就是说孩子的脾肺肾都比较娇弱，需要很好地养护。

脾是孩子的后天之本，孩子成长发育所需要的营养全依赖于脾。值得注意的是，这颗"脾芽"的养育是非常讲究的，并不是给多少就能吸收多少。中医有"饮食自倍，脾胃乃伤"，不可"乳食并进"等说法，这都是为了照顾稚嫩的脾。但许多家长生活中没注意这些细节，结果孩子积食、挑食、厌食，以至于面黄肌瘦。

肺是孩子身体的"第一道防线"，皮毛、口、鼻都与肺相通，而外界的风、寒、暑、湿、燥、火都会通过皮毛、口、鼻直接入肺，最容易使孩子感冒、发热、生痰。

肾作为先天之本，决定了孩子身体是否结实、能否长高个、骨骼是否健壮、头脑是否聪明等。孩子如果出现遗尿、尿频、不长个、智力发育慢等问题，往往是肾不足的表现。

孩子长个慢，是否需要吃营养保健品？

通常不建议吃营养保健品。孩子长个慢可以通过晒太阳、多运动、合理膳食、提高睡眠质量、让孩子保持愉快情绪等方法来帮助他成长。

再好的营养保健品，也不能让孩子一下子就"蹿高"，弄不好还可能会加重孩子的肾脏负担，反而影响孩子的身高。

怎样判断孩子是不是上火了，该如何给孩子补水？

有的家长怕孩子上火，不停地让孩子喝水，每天抱个水壶跟在孩子后面，不管渴不渴都让他喝。给孩子喝水时，可以先看看他的舌苔：如果苔少，而且舌尖红，那说明孩子体内有火，该多喝水；如果孩子的舌苔厚，舌体胖大，那说明他消化不好，有湿困脾。这时，就不能再给孩子多喝水，否则脾消化不了。

配方奶里加了各种营养素，是不是比母乳更有营养？

不是的。配方奶广告上都称最接近母乳，模拟天然母乳成分。其实配方奶是给喝不到母乳的孩子喝的替代品，是母乳不足妈妈的被动选择。

PART

2

养好脾，孩子吃饭香、不积食、不拉肚、不便秘

孩子没胃口，脾胃不和在添乱

脾和胃，与孩子吃饭关系最密切

孩子的吃饭问题是家里的头等大事，为孩子能好好吃饭，家长操碎了心。要想孩子聪明、健壮、个子高，就要想办法让孩子好好吃饭，偏食、厌食的孩子不仅经常生病，身体发育也会受影响。

脾胃的功能，既有区别又有联系

很多家长都知道，脾胃是负责消化的脏腑。孩子不爱吃饭，家长也知道是孩子的脾胃出了问题。但是，究竟脾胃在食物的消化吸收过程中起什么作用？脾胃的作用又有什么区别呢？其实，脾胃的功能是既有区别又有联系的。

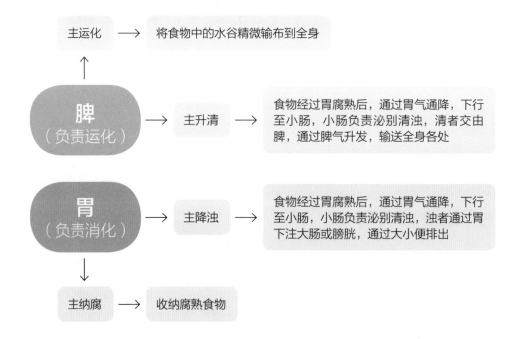

脾胃在功能细分上虽然有所区别，但两者都是负责获取营养的，所以密不可分。脾和胃的一升一降，完成了从消化到排泄的全过程。

脾胃的特性有不同

脾胃的特性有所不同。脾喜燥恶湿，胃喜润恶燥。脾胃相互协调，脾能够为胃受燥，胃也能为脾受湿。脾可以输布津液滋养胃，胃又可以利用通降作用为脾除湿。

脾胃好的孩子食欲佳、吃饭香、消化吸收功能良好，身体也长得结实，很少生病。

补充淡味食物，给孩子充足的营养

脾胃是孩子很重要的器官，但现在很多家长认为给孩子吃口味重的食物，认为孩子吃得多，就能摄取丰富的营养。做菜的时候，放很多油和调料，时日一长孩子就习惯了重口味。

"重口味" 容易刺激脾

口味来自脾，脾气足味蕾更敏感。但口味重了，就会刺激到脾。小时候孩子习惯了重口味，长大后，也很难做到清淡饮食。一个人长大了喜欢吃什么口味的东西，很大程度上取决于小时候父母喂养的习惯。

很多家长在做菜的时候加很多调料，同时放很多油，认为这样做出来的菜味道好，孩子喜欢吃，却不知中医将这称为"肥甘厚味"。孩子的脾胃很娇嫩，如果经常给孩子吃口味重的食物，势必刺激孩子的脾胃。

健脾之道就是给孩子多吃甘淡的东西

"甘"就是食物里面自有的甜，比如咀嚼米饭或馒头时感觉出来的甜味，如红薯、南瓜的甜，而淡则是平淡的味道。

家长绝不能用重口味的食物调孩子的脾胃，一旦被调重了，往后就无法适应甘淡的味道，必然导致脾失调。

○ TIPS ○

适合孩子常吃的甘淡类食物有哪些？

孩子时常吃薏米、南瓜、番茄、油菜、豆腐等清淡食物，有利于健脾开胃、增进食欲。

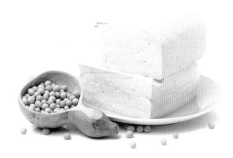

寒凉的食物就是浇向火炉的水

中医认为，脾喜温畏寒。也就是说，脾喜欢温暖而怕受寒凉侵扰。孩子的脾胃比较柔弱，遇到寒凉刺激就容易引起腹痛、腹泻等问题。

孩子是纯阳之体，就像一个小火炉。给孩子吃过多的寒凉食物，就好比在旺盛的火苗上浇一瓢水，对孩子的身体有很大伤害。

温热性食物是孩子养脾的"好伙伴"

大自然的每一种食物和人一样，都有自己的"性格"。中医将食物的"性格"分为平、寒、凉、温、热五种。温热性食物属于阳性，可以暖脾健胃，有散寒、温经、通络等功效。

孩子脾不足，最容易受寒气侵袭。如果孩子常常手脚冰凉、小肚子冰冷、面色苍白，并伴随有腹痛、腹泻等症状，就是比较典型的寒伤脾胃的表现，建议让孩子吃温热性食物。

寒凉食物会伤孩子脾胃

孩子的脾胃最怕寒凉的食物，这个"寒凉"不单单指我们所说的温度冰冷的食物，还包括它的属性，像香蕉、西瓜等都是寒凉食物，孩子吃多了会影响消化、吸收。经常吃寒凉水果，孩子就容易出现腹痛腹泻等，因此吃这些水果一定要适量。比如，孩子可以每天吃1根香蕉；选择在夏季吃西瓜，食用反季节的西瓜容易伤脾胃。因此，秋冬季节则要少给甚至不给孩子吃寒性水果。

生姜红糖水，缓解孩子脾胃受寒引起的肠胃不适

生姜、红糖都是温中散寒很好的食物，经常食用可暖脾胃、通阳气。当1岁以上孩子脾胃受凉，引起肠胃不适时，可取3片生姜，5克红糖，用开水冲泡，饮用后即可缓解。

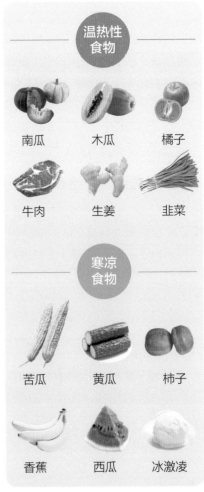

温热性食物

南瓜　　木瓜　　橘子

牛肉　　生姜　　韭菜

寒凉食物

苦瓜　　黄瓜　　柿子

香蕉　　西瓜　　冰激凌

果汁，不伤孩子脾胃

炎热的夏季，许多孩子都离不开冷饮的陪伴，冰激凌、冰镇果粒橙……各种冷饮竞相刺激着孩子们的味蕾，以至于许多孩子喝冷饮过多不爱吃饭，这让家长非常苦恼。

夏天过食冷饮，容易拉肚子

孩子脾胃虚，在夏天最容易受湿气困扰。中医有个术语叫"脾虚湿困"，就是说因为脾虚，给了湿气大量的潜藏空间。夏天，市面上卖的冷饮，大多是冰镇寒凉之品。孩子喝进肚子，会产生大量的湿邪之气，再加上脾的运化功能不好，湿气下窜至肠胃，很容易引起腹痛腹泻。

喝饮品要讲方法

冷饮会给孩子的脾胃带来伤害，但在炎热的夏天喝什么既能解渴，又伤害不到孩子的脾胃呢？这就是将喝冷饮的习惯改成喝果汁。有的家长可能会有疑问，大多数水果都性质寒凉，不也会伤孩子脾胃吧？可以给孩子选择性偏温的水果打汁，或者将水果加热后再打汁，这样就会降低水果的寒性，再给孩子饮用，就不会伤到脾胃。

为了避免孩子喝了果汁不好好吃饭，饮用果汁最好选择在饭前2小时，给孩子的肠胃留出一定的消化时间。

红枣苹果汁

健脾安神

材料 苹果300克，红枣3枚。
调料 蜂蜜适量。
做法
1. 苹果洗净，去皮、去核，切丁；红枣洗净，去核，切碎，放在蒸锅中蒸热。
2. 将所有食材放入榨汁机中，加入适量水搅打，打好后加入蜂蜜调匀即可。

功效 红枣入脾、胃、心经，可以养心健脾，与营养丰富的苹果搭配效果更好。

注：1岁以下孩子不能食用蜂蜜。

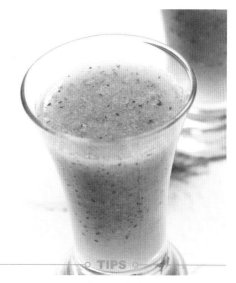

◦ TIPS ◦

怎样给水果加热更有益健康？

有些水果加热后里面的营养会流失，如果怕孩子吃后肠胃不适，可以加热到40℃就可以。不可以将水果煮熟了，那样水果的营养成分破坏非常严重。

少吃洋快餐有益脾胃健康

近些年，洋快餐几乎成为孩子的时尚食品。为了满足孩子吃洋快餐的愿望，家长带着孩子频频光顾洋快餐厅。洋快餐厅里挤满了孩子，而且越来越低龄化。其实，孩子酷爱的洋快餐，营养结构不均衡，对健康的不良影响也很多。

洋快餐的不良影响

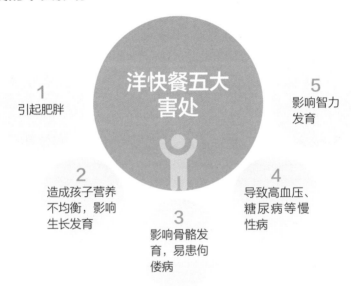

让孩子远离洋快餐的妙招

既然洋快餐有如此多的不良影响，那我们该怎样帮助孩子改正爱吃洋快餐的习惯呢？家长要在日常饮食中多费心思，变着花样给孩子准备食物，科学安排饮食，摄入充足、全面的营养。

做可口的饭菜吸引孩子。给孩子做饭要尽可能根据孩子的口味喜好来，转移孩子对洋快餐的注意力。

适当加餐弥补空缺。由于孩子胃容量有限，每次进食不会太多，加上孩子活泼好动，所以每天最好在上午10点、下午3点左右给孩子准备一些新鲜水果作为加餐，降低孩子对洋快餐的欲望。

通过购买其他东西转移注意力。对于喜欢吃洋快餐的孩子，家长可以通过购买其他东西转移注意力，比如玩具等，不仅能有效抗拒洋快餐，还能帮助孩子锻炼身体，促进食欲。

孩子积食不消化，脾胃虚弱是病根

百病"积"为先：如何判断孩子积食了

临床上因为积食导致生病的孩子很多。积食是指乳食停聚在中脘，积而不化，由气滞不行所形成的一种脾胃病。《景岳全书·小儿则》中指出："盖小儿之病，非外感风寒，则内伤饮食。"这充分表明"积食"在小儿疾病中的范围之广。

李大夫医案

孩子经常咳嗽、发热，竟是积食惹的祸

一个6岁的小姑娘却是"老病号"：总感冒，而且一感冒就咳嗽，长期不愈，抗生素、止咳药吃了不少，就是不见好。我问孩子的妈妈，孩子平时爱吃什么？妈妈说，薯片、巧克力、汉堡。还说，孩子大便时常干燥，嘴里还老有味。孩子颧骨红红的，舌苔又厚又腻，孩子的手心大冷天还是热的，这是食积的表现。我对孩子的妈妈说，孩子咳嗽是吃零食太多导致的。家长平时让孩子吃了太多过甜、油炸的食物，将孩子的脾胃都吃坏了，吃进去的消化不良，略微着凉就会咳嗽。

我给孩子开了点消食导滞、宣肺化痰的药，平时嘱咐孩子认真吃正餐，多吃蔬菜，尽量不吃高热量的零食。孩子的咳嗽很快就好了。

孩子的很多病都与积食有关

临床上，孩子的许多病看似种类各异，但深究都与积食有关，比如咳嗽、发热、咽炎、肺炎、头痛、便秘、腹泻等，都可能是积食引起的。

孩子积食的常见症状有哪些

孩子积食的症状有很多，家长可以仔细观察、认真判断。下面是一些如何判断孩子出现积食的方法，大家可以参考。①口有异味。②大便比较臭。③大便次数增多，每次黏腻不爽。④舌苔变厚。⑤嘴唇这几天突然变得很红。⑥脸容易出现发红的情况。⑦食欲紊乱。⑧夜晚睡觉不踏实。⑨感冒后容易咽喉肿痛。⑩饭后肚子胀痛、腹泻。

这些情况不一定同时出现，但每一条都对识别孩子的积食有帮助。

孩子积食，很多是家长惯出来的毛病

临床上，绝大多数孩子的身体问题都和饮食不当、脾胃失和有关——正气不足，外邪入侵。表面上看是感冒、发热、咳嗽……但根本原因是家长喂养不当。如果家长懂一点中医知识，通过自己对孩子脾胃进行调理，孩子就不会轻易被疾病盯上。

为什么现在胃口不好的孩子这么多呢？

家长太纵容孩子的吃饭问题

端到孩子面前的菜不对孩子胃口，孩子就不好好吃。有的家长还端着饭碗，追着孩子一口一口地哄着喂。吃一口饭要花上五六分钟。有的孩子稍微吃了一点，就跑去玩了，其实根本没有正常吃饭，孩子每次都勉强吃半顿饭，但凡吃饱一点，他就去玩了，但很快就饿，饿了后就吃零食。而这些零食通常是不健康的食物。经常这么吃，孩子的脾胃就会受伤。

孩子吃某种食物太多了

比如说孩子喜欢吃鸡排，家长就给买好多，让孩子使劲吃。一下吃多了某一种食物，特别是高热量食物，就会造成积食，然后脾胃功能就下降了。这时再让他吃别的食物，他就会选择不吃了，因为没胃口。

吃不健康的食物太多

许多孩子喜欢吃各种零食，喝饮料。现在这类食物都添加了一些人造物质，有些是对人体健康有不良影响。孩子一旦喜欢上这些食品，可能对正餐就会失去兴趣，导致饮食规律紊乱，便会使孩子脾胃受伤。

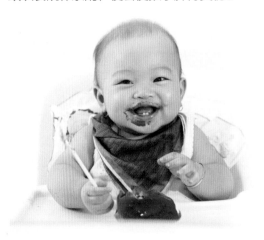

孩子吃单一食物太多，就会引起积食

正确揉肚子能解决孩子积食

孩子积食，胃里就会不舒服，表现为腹胀、不想吃饭、消化不好。出现这种情况不要着急，掌握一套特效摩腹法，给孩子揉揉肚子就能得到有效改善。

揉肚子，促进肠道蠕动

中医认为，经过肚子的经络是脾经、肝经和肾经，通过揉肚子就能够达到调节肝、脾、肾三脏功能的作用，让身体内"痰、水、湿、瘀"散开。现代医学认为，人的结肠分别是升结肠、横结肠、降结肠、乙状结肠组成的，所以摩腹可以起到促进肠道蠕动的作用。

怎样揉肚子最见效

揉肚子的方法很简单：把除拇指外的四个手指并拢，放在孩子的肚子上，然后轻轻做盘旋状揉动，以肚脐为中心，先逆时针 36 下，后顺时针 36 下。顺揉为清，逆揉为补。连续揉 30 分钟，对孩子的脾胃保养效果很好。要点是除拇指外的四指并拢，否则气就散了。

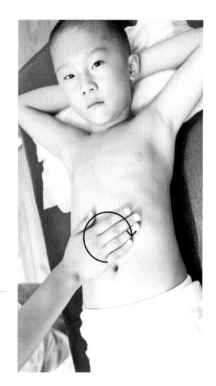

孩子消化不好，揉揉肚子效果好

李大夫医案

邻居家 4 岁的小男孩，这两天总说肚子不舒服，还排便不顺畅。我用手一摸他的小肚子，圆鼓鼓的，这是积食引起的消化不良。我用摩腹法给他做调理，上午揉了 30 分钟，下午揉 30 分钟，揉完后，听见他的肚子里咕咕叫了一阵，再不嚷嚷肚子不舒服了。

◦ TIPS ◦

揉肚子时，孩子肚子咕咕叫是正常反应吗？

如果揉的时候孩子的肚子咕咕叫，说明孩子在排气，家长不用紧张，这是正常的现象。

山药小米粥改善积食简单有效

当孩子出现吃饭不香、体重减轻、面黄肌瘦或腹泻时，家长会忧心忡忡，不知该如何调理孩子的生活。其实最简单有效的方法就是用山药和小米煮粥食用。

山药和小米搭配，健脾益胃助消化

山药性平、味甘，归脾、肺、肾经。古籍记载，多吃山药有聪耳明目、延年益寿的功效。据记载，慈禧为健脾胃而吃的"八珍糕"中就含有山药。孩子常吃山药可以强健脾胃。《滇南本草》中记载，小米主滋阴，养肾气，健脾胃。孩子吃小米有补肾暖脾的功效。

将山药和小米搭配煮粥，健脾胃助消化的功效更好。

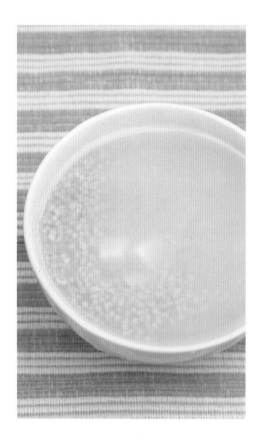

山药小米粥

材料　小米 50 克，新鲜山药 100 克。
做法

1. 新鲜山药去皮、洗净、切块；小米洗净。
2. 砂锅加水煮沸，放入山药块与小米煮成稀粥即可。

功效　山药有补脾养胃、补肺益肾的功效；小米可补虚损，健肠胃。二者搭配有消食导滞、健脾止泻的功效。

---○ TIPS ○---

哪些孩子不宜吃山药小米粥？

便秘的孩子不宜吃山药小米粥。山药含有丰富的淀粉，胸腹胀满、大便干燥、便秘的孩子最好少吃。待这些症状缓解后可以食用。

山楂陈皮大麦汤是消食化积好帮手

孩子脾虚引起的积食，主要表现为不想吃、肚子胀、口有异味、睡眠不安等。出现了这些情况，需要通过消食化积来调理。饮用山楂陈皮大麦汤可解决积食的问题。

山楂陈皮大麦汤，消食和胃、化解积食

山楂、陈皮和大麦都能在超市买到。山楂能消食化积，有助于解决积食问题；积食时间长了，就容易生痰，可以用陈皮来化痰；同时陈皮还有理气的作用，能增强胃肠动力，解决因积食而导致的气滞、肚子胀等问题；大麦可以消食和胃，促进消化。

山楂陈皮大麦汤

材料 山楂 8 克，陈皮 6 克，大麦 8 克。
做法

将山楂、陈皮、大麦用水煮开锅后，再熬 20 分钟即可。

用法 饭后半小时服用。3 岁以内的孩子，一次喝小半碗（以孩子平时吃饭的小碗为标准）；3~6 岁的孩子，一次喝半碗；6 岁以上的孩子，一次可以喝多半碗或者一碗。酌量频服，服后汗出即可。
功效 平时脾胃消化不好、脾胃虚弱的孩子建议经常食用。

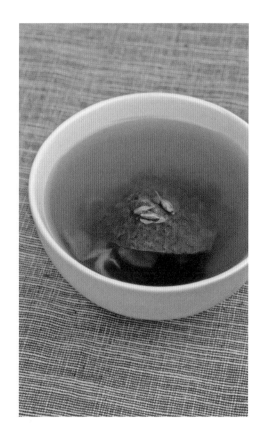

家备大山楂丸，孩子积食轻松消

山楂陈皮大麦汤适合在孩子稍有积食，且各种积食症状都比较轻（如孩子不太想吃饭、肚子有点胀）的时候服用。如果孩子各种积食症状都较重，如食欲下降，肚子胀得较大，并且舌苔厚腻，建议吃大山楂丸。

大山楂丸的主要成分：焦三仙

大山楂丸是把山楂、神曲和麦芽三种药物炒焦成焦山楂、焦神曲和焦麦芽，这就是常说的"焦三仙"。焦三仙有消食导滞、健运脾胃的功效，能解决常见的积食问题。

大山楂丸的服用方法

一般情况下，3岁以下的孩子一次吃1/3丸，3~6岁的孩子一次吃1/2丸，6岁以上的孩子一次吃1丸。因为其作用是消食化积，所以大山楂丸一般都是放在饭后或者睡前吃。

大山楂丸的服用禁忌

服用大山楂丸，不宜喝茶和吃萝卜以免影响药效。不宜在服药期间同时服用滋补性中成药。

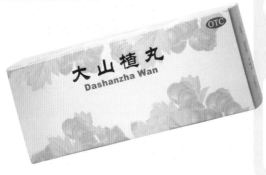

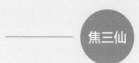
焦三仙

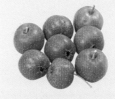

山楂
擅长消化肉积。一般我们炖肉时，放点山楂进去，肉就更容易炖烂

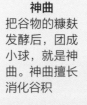

神曲
把谷物的糠麸发酵后，团成小球，就是神曲。神曲擅长消化谷积

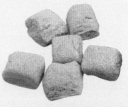

麦芽
小麦嫩芽做成的药物，还保留着小麦生长的能量，所以擅长消化面食积滞

将以上三种药物炒焦后，它们消食化积的力量就变得更加纯正平和，而不是以生药消生食了，所以消食效果好。

警惕孩子得"三高"

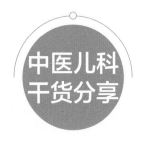

门诊时经常发现，七八岁的孩子就得了2型糖尿病，在得知和肥胖相关后，家长都十分后悔。现在很多家长在养孩子方面，尤其是在孩子成长方面，确实有许多错误的观念。

孩子得"三高"，都是被大人惯成的

据临床诊断，得"三高"的孩子大多是"小胖墩"。家长们都知道大人肥胖不好，而且现在人们越来越重视孩子肥胖这个问题了。经常是孩子的爷爷奶奶是高脂血症、糖尿病，他们自己忌口很严格，却把好吃的一股脑塞给自己的孙子孙女吃。吃饭的时候，把大鱼大肉一个劲儿往孩子碗里放。这表面上是爱孩子，实际上是在毁孩子的健康。

孩子肥胖有哪些危害

孩子和大人一样，摄入营养不均衡，热量过高，就会诱发高血压、高脂血症、糖尿病，医院称之为"三高"。以前是中老年人常得的病，现在不少孩子也有了。如果当家长的不留意孩子的"三高"，就会形成动脉粥样硬化，使心脏负荷增加，孩子有可能得冠心病。

另外，孩子肥胖还会导致胰岛素功能异常、葡萄糖代谢紊乱，这时候孩子就可能会得糖尿病。肥胖还会诱发孩子呼吸睡眠障碍、胆结石、胆囊炎、膝内翻、膝外翻、女孩月经初潮提前、男孩阴茎短小等。

家有胖孩，怎么办

在生活中，家长一定要注意控制好孩子的体重。给孩子减肥是一项系统工程，不能靠吃减肥药、饿肚子等方法达到目的，需要平时帮孩子控制好饮食，鼓励他多运动。

孩子常拉肚子，多是脾虚伤食引起的

脾虚的孩子爱拉肚子

有一些孩子爱拉肚子，到医院检查也很难查出病因。这常常令家长手足无措，不知该怎么办。

拉肚子成为常态，主要原因在脾虚

经常腹泻的孩子，往往面色发黄、瘦小，肌肉松、不结实、手脚冰凉，精神状态不佳。腹泻多发生在吃饭之后，拉肚子时轻时重，反复发作，也没有明显诱因，这种"莫名其妙"的腹泻往往是脾虚造成的。

因为孩子脾虚，运化不好，所以吃完就容易腹泻。这样，营养物质不能被消化吸收，孩子的生长发育会受到很大影响，不但瘦弱，面色不好，个头也矮，智力发育也受影响。若将脾胃调理好，孩子就会精神许多。

不让孩子吃寒凉、冷食物

孩子的脾胃还没有发育完全，如果常吃寒凉的食物就容易导致脾胃虚弱，引起腹胀、腹泻。

不要让孩子吃太饱

很多爸爸妈妈怕孩子吃不饱，一个劲儿地喂孩子，认为这样孩子才能补充足够的营养。实际上，这样很容易伤害孩子脾胃。

注意肚子保暖

孩子的肚子和肠道没有脂肪的"保暖层"，所以很容易着凉，导致大便次数增加，即出现拉肚子。

所以要注意给孩子的肚子保暖。一个有效的方法就是，晚上睡前给孩子揉肚脐。中医认为肚脐部分是邪气进入的通道，护好孩子的肚脐，邪气就难以侵入。

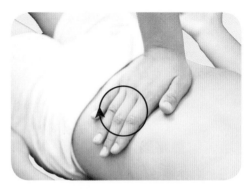

顺时针揉 36 圈，逆时针揉 36 圈，揉至孩子肚脐部位变暖即可

孩子拉肚子的快速止泻方：茯苓山药粥

中医说，"脾宜升则健，胃宜降则和"，就是脾气往上走，胃气往下降，只有二者的功能协调才能保证我们所吃的东西能够被正常消化、吸收和排泄。脾胃功能升降失常，孩子就会拉肚子。

孩子脾虚腹泻，喝茯苓山药粥效果好

一次，有位家长带着一个 6 岁的小男孩来找我看病。这孩子经常拉肚子，便样呈黄色，颜色浅，不成形，很稀。这是因为这个孩子的脾胃不好，吃下去的食物没有经过脾胃的消化和吸收，匆匆从胃肠里走了一遍就被排出了体外。脾胃虚弱的孩子有一个特点：大便是不太臭的。

孩子妈妈说，孩子拉肚子有一个多月了，经常是吃完了饭就去拉，有时候轻，有时候重。孩子刚开始腹泻是因为伤食，这时孩子还不会脾胃虚，但泻上一个多月，脾胃就会虚弱。孩子的饭量也会一天天减少，脸慢慢变黄，身体也开始消瘦，还总说累，这就是脾虚腹泻的表现。这时候治腹泻还是要健脾。强健脾胃，腹泻就能止住。我让这位家长回去给孩子熬茯苓山药粥喝，喝了一段时间后腹泻得到缓解。

茯苓和山药，健脾好帮手

茯苓和山药都有良好的健脾功效。茯苓性平，味甘、淡，归心、肺、脾、肾经，可健脾和胃；山药性平，味甘，归脾、肺、肾三经，有益补脾养胃。它们不像别的中药那样有较浓的药味，熬成粥不但不苦，还略微有些甜，所以孩子比较容易接受。

———○ TIPS ○———

茯苓、山药如何巧处理？

先把两味药放在捣蒜的罐里面轻轻捣几下备用。因为药用的白茯苓比较硬，不好煮烂，所以要事先泡一阵子。可以上班前泡上茯苓，下班回来熬粥的时候再把泡好的茯苓和山药放进去，20 来分钟就会熬得很烂。

茯苓山药粥

材料 茯苓、山药各 6 克，大米、小米各 20 克。

做法

1. 将茯苓、山药洗净，焙干，研成细粉备用；大米、小米淘洗干净。
2. 锅置火上，加适量清水，放入小米、大米煮开，加入茯苓粉、山药粉再煮开，小火炖至米烂成粥即可。

功效 健脾养胃，祛湿止泻。

山楂红糖膏，调理孩子伤食引起的腹泻

临床上，遇到孩子的腹泻状况中，伤食泻不在少数。因为孩子吃得过多或饮食不节制导致腹胀、腹痛，泻下大便酸臭。由于是伤食引起腹泻，必然损伤脾胃，导致孩子不想吃饭。

伤食型腹泻的主要症状

怎么判断孩子是不是伤食引起的腹泻呢？

伤食型腹泻的常见症状：大便酸臭如臭鸡蛋气味，夹有食物残渣；不想吃饭；肚子胀满、疼痛等。

山楂、红糖，消食化积止泻

山楂性微温，味甘、酸，可以消除食积；吃山楂能增加胃酸分泌，对胃肠功能紊乱有明显调整作用；红糖性温，有化瘀生津、散寒活血、缓解疼痛的作用，具有消食化积、止泻的功效。

山楂红糖膏

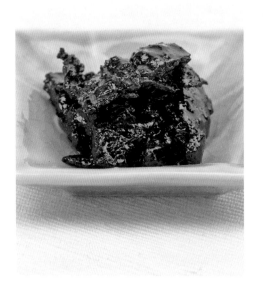

材料　山楂 45 克，红糖 8 克。

做法

1. 把红糖放到锅内加热，化开后放入洗净去核的山楂，均匀搅拌。
2. 继续加热至全部互为一体后取出，稍冷却即可食用。

功效　用时每日取 30 克，饭前服用。消除食积，止腹泻。

孩子受寒拉肚子，石榴皮红糖煮水喝

孩子脾胃虚寒也会导致腹泻，这就是所谓的寒泻，通常表现为一天多次腹泻，排水样便。出现这种情况，家长不要慌忙，用石榴皮红糖煮水给孩子喝能够有效止腹泻。

石榴皮、红糖煮水可止泻

中医认为，石榴皮具有涩肠止泻、杀菌驱虫的功效；红糖具有暖腹功效，能有效驱除体内寒气。《滇南本草》中说，石榴皮"治日久水泻，煨砂糖吃"。对于经久性的水样便腹泻，用石榴皮和红糖一起炒，然后煮水服用即有效。

石榴皮红糖水

材料 石榴皮 2~3 克，红糖 2 克。
做法
1. 将石榴皮、红糖放入锅中炒一下，加大约 100 毫升的水。
2. 用小火煮开后 3 分钟，稍凉凉后给孩子喝。

功效 温脾暖胃，止寒泻。

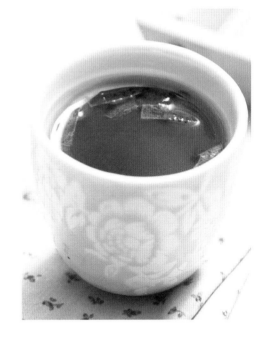

○ TIPS ○

吃炒黄面可止寒泻吗？

有中医古籍介绍吃炒黄面止寒泻的效果也很好。具体做法是将面粉炒黄，调糊喂小儿，一天三次，具体用量多少根据孩子年龄、食量而定，一般 1 岁以上小儿一次用量 10~15 克，加入红糖 3~5 克，和开水 10~15 毫升调糊即可食用。年龄小者酌减，三两天小儿腹泻就能痊愈。需要注意，1 岁以内孩子不能吃糖。

干姜炒面粉敷肚脐，寒泻虚泻都能治

拉肚子是孩子最常见的毛病之一。对此，医学上有个专门的说法叫"小儿腹泻"，多数小儿腹泻的根本原因还是因为脾胃功能不完善。

孩子脾胃功能弱，伤食、受寒都会腹泻

孩子的身体如同幼苗一样稚嫩，需要精心呵护，既不能一个劲儿地施肥，又不能让孩子脾胃受寒。现在，许多家长生怕孩子吃不好，总给孩子喂富含蛋白质的食物。小孩子本身脾胃功能就弱，结果吃的东西不消化，就会拉肚子。另外，秋冬两季不注意给孩子腹部保暖，寒邪就趁机钻入孩子体内，脾胃一受凉就容易拉肚子。孩子平时吃生冷食物或受凉后导致的腹泻，或者平时吃饭食欲差、面色黄、消瘦，就用干姜炒面粉敷肚脐来调理。

干姜炒面粉

材料　面粉 50 克，干姜粉 10 克。

做法

1. 将面粉放在炒锅里炒焦，再将干姜粉混到一起炒一下。
2. 将炒好的粉，用一块棉布包上，敷在孩子肚脐上，敷 2 小时，就能止泻。

功效　补虚温阳祛寒，能调理孩子因为受凉或者脾胃虚弱引起的腹泻。

---○ TIPS ○---

敷肚脐为什么选择棉布？

孩子皮肤娇嫩，千万不要用纱布，或者用胶布，这样会把孩子的皮肤弄破。棉布是最好的选择。

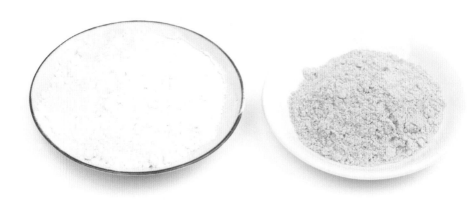

孩子经常拉肚子，用推拿法一推就好

小儿腹泻通常是脾胃功能失调导致的一种症状，四季皆可发生，夏秋季较多见。慢性腹泻往往会导致营养不良、生长发育迟缓等。中医认为，孩子脾胃虚弱、喂养不当、饮食生冷不洁或外感风寒等，这些都会导致脾胃运化失调，引起腹泻。

摩腹、揉肚脐、推上七节骨，孩子腹泻立即停

有个 3 岁的小男孩，夏天和爸爸妈妈一起在空调房里生活。有一天晚上洗完澡，小家伙说肚子疼，紧接着放了一个臭屁，就直接拉到床上了。我判断，男孩是因为吹空调肚子受了凉，引起消化不良才拉肚子的。我给孩子摩腹 3 分钟，揉肚脐 2 分钟，推上七节骨 100 次。孩子的肚子不疼了，腹泻也得到了控制。

摩腹，健脾胃、助消化

精准取穴： 整个腹部。

推拿方法： 家长以右手除拇指外的其余指逆时针推拿孩子腹部 3 分钟。

功效主治： 中医认为，腹部是气血生化之源。虽然摩腹法作用于局部，但可以通过健脾助运达到健脾胃、助消化的作用，能有效调理孩子拉肚子。

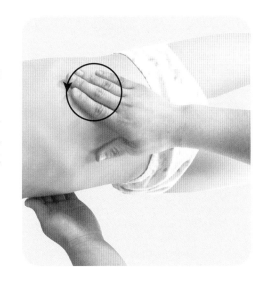

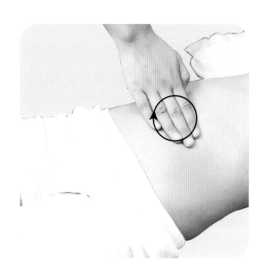

揉脐，温阳散寒、暖腹

精准取穴： 脐中心。

推拿方法： 除拇指外，将四指并拢放在孩子脐部，按揉脐部1~3分钟。

功效主治： 揉脐可温阳散寒、补益气血、健脾和胃、消食导滞。主治孩子腹泻。

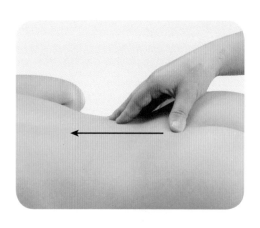

推上七节骨，温阳止泻

精准取穴： 第4腰椎至尾骨端（长强）成一直线。

推拿方法： 用拇指桡侧面或食中二指自下而上直推七节骨50~100次。

功效主治： 推上七节骨可温补阳气，止腹泻。

○ **TIPS** ○

孩子发生什么样的腹泻需要到医院治疗？

当发现孩子有持续时间超过半小时的严重腹部疼痛，在腹泻后仍未减轻；孩子不能进食，频繁呕吐；3天内病情不见好转，频繁排稀水样便等。出现这些情形需要到医院诊治。

辨清孩子腹泻常见证型

脾虚泻

脾胃虚弱导致吃完就泻，大便里有不消化食物、乳块等，但不臭，孩子面色发黄、不够精神

宜吃食材

山药　　小米　　胡萝卜

宜选中成药

小儿健脾丸

伤食泻

因为孩子吃得过多导致腹胀、腹痛，泻下大便酸臭，由于是积食引起，伤了脾胃，导致没有胃口

宜吃食材

山楂　　白扁豆　　苹果

宜选中成药

越鞠保和丸

风寒泻

因为天气转凉没及时加衣等外因，导致腹部受凉，大便清稀、有泡沫或呈绿色，有的孩子还会发热

宜吃食材

生姜　　红糖　　红枣

宜选中成药

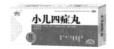

小儿四症丸

脾肾阳虚泻

就是我们常说的"五更泻"，早上四五时大便，久泻不止、面色发白、怕冷、手脚冰凉、精神不振

宜吃食材

韭菜　　桂圆　　羊肉

宜选中成药

补中益气丸

湿热泻

泄下急迫、大便臭、少数会有黏液、肛门周围红肿、食欲不振、唇干，有时会发热

宜吃食材

马齿苋　　大米　　山楂

宜选中成药

小儿腹泻宁糖浆

脾胃运化不畅，孩子容易便秘

脾胃功能不好、饮食不当，孩子容易便秘

随着生活水平的不断提高，饮食越来越精细，孩子便秘越来越常见。其实，孩子便秘，通常是由脾胃功能不好、饮食不当等引起的。

孩子便秘多是脾虚和燥热造成的

燥热造成的便秘，与吃的关系很密切。许多孩子不爱吃蔬菜，就爱吃肉，还有的孩子喜欢吃薯片、洋快餐这些香燥食品。这些食品容易导致胃肠积热，肠热就会吸收粪便中的水分，使粪便干结，不容易排出。

有的孩子吃了不少蔬菜、水果，也不喜欢吃零食，怎么还会便秘呢？这多半是脾虚导致的。孩子脾虚，运化功能失常，没力气推动肠道运行，就会导致粪便在体内停留，无法正常排出体外。另外，肺与大肠相表里，孩子肺虚，肺失肃降也会影响大肠传导功能，引起便秘。

───────○ 分清实秘和虚秘 ○───────

病名	病因	表现症状	调理方法
实秘	饮食不当、胃肠燥热	大便干结，如羊粪状，排便吃力，伴腹胀、烦躁、口臭、尿黄、舌苔黄	泻热导滞，通便
虚秘	脾肺虚弱	大便不干，但排出困难，伴面色苍白、消瘦、神疲乏力、舌苔白	益气养血、润肠通便

小儿便秘饮食三注意

多喝水。有助于保持肠道内水分，软化粪便。

多吃能促进肠蠕动、软化粪便的食物。这类食物包括富含膳食纤维的食物，如各种绿菜、水果等；富含 B 族维生素的食物，如粗粮、豆类及豆制品等。不要吃辛辣刺激、油炸烧烤食物，也不要吃膨化食品。这些食品会引起肠燥，加重便秘。

适当增加脂肪摄入。有润滑肠道的作用，利于排便，如花生、核桃、松子等坚果。

鲜笋拌芹菜，清热润肠缓解实秘

对于孩子因饮食不当、胃肠燥热引起的便秘，调理以泻热通便为主。平时给孩子吃具有清热润肠效果的食物，有助于缓解便秘。

鲜笋搭档芹菜，绿色食物解便秘

竹笋一年四季都有，但唯有春笋、冬笋味道最佳。立春后采挖的竹笋，因笋体肥大、洁白如玉、肉质鲜嫩、美味可口被称为"菜王"。烹调时不论是凉拌、煎炒还是熬汤，都清香鲜嫩，被称为"山八珍"。鲜笋性寒，味甘，归大肠、肺、胃经，可清热化痰、和中润肠，还有缓解便秘的功效；芹菜性凉，味甘、辛，归肝、胃、膀胱经。芹菜含有大量的膳食纤维，可刺激肠胃蠕动，促进排便，有清肠的作用。

鲜笋拌芹菜

材料 鲜竹笋、芹菜各 100 克。

调料 香油 5 克，盐 1 克。

做法

1. 竹笋洗净，煮熟，切短条；芹菜择洗干净，切段，焯水。
2. 竹笋条与芹菜段混合，加入香油、盐拌匀即可。

功效 泻热导滞、润肠通便，适用于实秘。

注：1 岁以下宝宝不能吃盐。

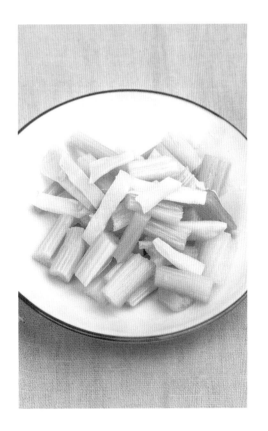

────○ TIPS ○────

为什么吃芹菜不宜丢掉芹菜叶？

芹菜叶中所含的胡萝卜素和维生素 C 比茎多，因此吃芹菜时最好不要把能吃的芹菜嫩叶扔掉。

红薯大米粥，健脾益胃调虚秘

对于脾胃虚弱、容易便秘的孩子来说，喝粥是不错的选择。早晚喝一碗粥，能够强健脾胃，防止便秘。

红薯宽肠胃，大米润肺通便

红薯不仅是健康美食，还是祛病良药。《本草纲目》记载，红薯有"补虚乏，益气力，健脾胃"的功效。孩子常吃红薯可以使脾胃强健，防止便秘；大米有补脾胃、养五脏、壮气力的良好功效。红薯、大米在一起煮粥，有健脾益胃、润肺通便的功效。

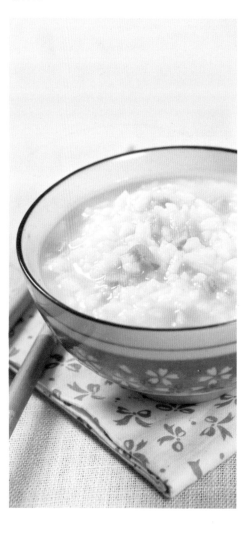

红薯大米粥

材料 红薯 200 克，大米 100 克。

做法

1. 红薯洗净，切小块；大米淘洗干净，浸泡 30 分钟。
2. 锅内加红薯块，加水，大火烧开，加入大米后继续煮开，再改小火熬煮成稀粥。

功效 健脾益胃，润肠通便。

> **同效不同方：** 如果想给孩子换个口味，也可以将牛奶和大米一起搭配煮粥，同样有健脾胃、润肠通便的功效。

牛奶大米粥

材料 牛奶 250 克，大米粥 100 克。

调料 蜂蜜 3 克。

做法

大米粥凉温后加入牛奶和蜂蜜即可。

功效 补中益气、润肠通便，适用于虚秘。

注：1 岁以下孩子不能食用牛奶及其制品。

捏捏小手改善便秘，疏通孩子体内"河道"

由于小儿的脾胃功能本来比较虚弱，很容易遭受外邪侵袭。外邪积结脾胃，就会影响胃肠的蠕动功能，时间长了就会便秘。帮孩子调理便秘，推拿是简单有效的方法。

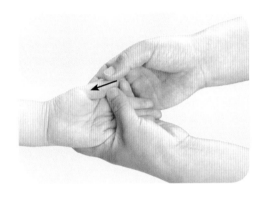

补脾经

精准取穴： 拇指桡侧缘指尖到指根成一直线。

推拿方法： 用拇指指腹从孩子拇指尖向指根方向直推 100～300 次。

功效主治： 补脾经能健脾益胃，使孩子脾胃调和，排便顺畅。

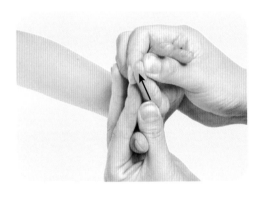

清大肠经

精准取穴： 食指桡侧缘，从食指端到虎口的一条纵向连线。

推拿方法： 从孩子虎口直推向食指尖 100～300 次。

功效主治： 清大肠经能清利肠腑，辅助治疗便秘。

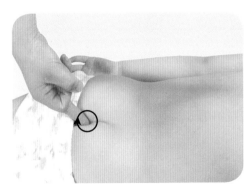

揉龟尾穴

精准取穴： 尾椎骨末端。

推拿方法： 用拇指或中指揉龟尾穴 3～5 分钟。

功效主治： 揉龟尾穴能止泻，也能通便，主治孩子腹泻、便秘等。

李大夫答疑
这些问题爸妈最关心

孩子总挑食怎么办？

通常来说，孩子挑食都是爸爸妈妈惯出来的毛病。许多家长因为不了解基本的医学知识，对食物的成分不了解，往往认为味道好的就是好东西。也有的家长因为溺爱孩子，由着孩子的口味吃，从而惯成了孩子喜欢挑食的毛病，只挑自己认为味道好的。改变孩子挑食的习惯，从均衡营养做起，给孩子搭配营养餐。建议在饮食上多变花样，如大米饭可以改成大米红豆饭（红豆要煮烂）给孩子吃。

孩子积食，能食用健胃消食片吗？

不可以经常给孩子吃健胃消食片。健胃消食片属于成人药，虽然里面含有山楂等成分，但是药三分毒。改善孩子积食，有一个安全的方法：将山楂在锅中小火慢炖，至黏稠状后放入冰糖，然后喂孩子吃。尽量用食物来代替药物。

添加辅食后，孩子经常拉肚子怎么办？

这可能是由于辅食添加量和品种不当引起的。给孩子添加辅食，量要由少到多，品种不要太多，先添加米汤、米粉、蔬果泥等，慢慢等孩子肠胃适应后再添加其他的，不要着急，不能让孩子吃多了。开始添加辅食一次只尝试一种食材，确认不过敏后再放心食用。首先从饮食上调整，千万不要盲目给孩子服药。

孩子总吃零食不爱吃饭，怎么办？如何平衡零食与三餐之间的关系？

许多爱吃零食不爱吃饭的孩子背后，都是溺爱孩子的家长。孩子不懂事，选择食物时只会凭着自己的喜好，而家长如果一味地纵容他，其实是害了孩子。可能有家长会问，爱吃零食是孩子的天性，怎么办？零食也分很多种，要尽量选择对孩子健康的零食，如水果、坚果、酸奶等都是有营养的零食。

还要注意，不是说水果、酸奶有营养，就能随便吃。凡事都有个度，水果、酸奶在不影响正餐的情况下，可以尽量多吃点，而"垃圾食品"则要尽可能不吃。

孩子常感冒、咳嗽、发热，病根是肺虚

孩子常感冒，
不仅要补肺，还要健脾

外邪击败肺之屏障，孩子就爱感冒

每次出门诊，看最多的并不是什么疑难杂症，而是最普通、最常见的感冒。孩子为什么容易感冒呢？

孩子呼吸系统娇嫩，容易被外邪侵犯

小儿脏腑娇嫩，肺本身又是娇脏，因此更加娇嫩。肌肤藩篱不密，卫外功能不固，加上自己不会调理寒暖，当气候骤变、气温失常时，就容易受到外邪侵袭，伤风感冒。

中医认为，感冒的病变部位主要在肺。鼻为肺之窍，咽喉为肺之门户，如果外邪经口鼻侵入，卫阳被遏，就会出现鼻塞、流鼻涕、咽喉肿痛等一系列感冒症状。如果外邪直接侵犯肺，还会出现咳嗽、咳痰等症状。

感冒的罪魁祸首是"风"

对于感冒的病因，中医认为是"风邪"：无论"风寒感冒"还是"风热感冒"，主要原因就是"风"。风为百病之长，还时常夹带寒、热、暑、湿等其他外邪，共同侵犯人体。

打个形象的比方，将人体比喻成一个国家，那风邪就是侵略者的首领，带着手下寒邪、热邪、暑邪、湿邪等，要来进攻别国。肺又是什么呢？肺就是将军，主一身之气，它负责宣发卫气，卫气是专门抵御外邪的，就像是守城的士兵，而肺是这些士兵的总指挥。但肺这个大将军不太坚强，所以经常城门失守。一旦肺卫被攻破，侵略者就会长驱直入，在人体内做坏事，让人表现出咳嗽、发热等症状，这就是感冒。

--- ○ TIPS ○ ---

感冒是怎么回事？

西医认为儿童身体发育未完善，鼻腔短，鼻毛少，咽喉狭窄，黏膜柔嫩，血管丰富，免疫力较差，容易感染病毒，引起感冒。就是说小孩的呼吸系统还没有发育好，特别娇气，抵抗力不强，如果再遇上变天、寒冷等诱发因素，就容易受病毒侵袭而感冒。

脾虚的孩子爱感冒，脾和肺都要调理

中医认为，小儿感冒的病因有两方面：一是外感因素，二是正虚因素。外感因素指的就是自然界的邪气，我们经常听到的外感风寒、外感风热，这都是引起感冒的原因。但不是有了外感因素就一定导致感冒，也不是所有人因为外感因素都会感冒，那为什么有的人不感冒而有的人会感冒呢？

脾虚的孩子爱感冒

有个5岁的小男孩，妈妈说他经常感冒，一感冒就高热、咳嗽，总得去医院打针、输液。有时好了，过不多久又感冒了。我看孩子的舌苔白腻，再给孩子把脉，发现孩子体内有食积，体表又感染风寒，所以经常感冒。妈妈说，孩子平时吃饭老没胃口。

我对孩子的妈妈说，孩子脾虚，身体素质差，所以时常感冒，还不容易康复。我给这孩子开了调理风寒感冒常用的"杏苏散"，还加上山楂、红枣等化积消食的食材。吃了三服药后，孩子的病情明显好转了。

孩子爱感冒，可能是脾虚

就和上面案例中讲到的情况一样，有的孩子爱感冒，而且到医院打针、输液，刚好没几天又感冒了。这种孩子平时还不爱吃饭，消化不好。这种情况，表面上是肺的病，深层次却牵连着脾。临床上，因为脾虚导致积食，遇上外感风寒就感冒的孩子太多了。

中医有句话"四季脾旺不受邪"。大家知道，脾和肺是母子关系，脾负责提供充足的"乳汁"（营养）给肺，肺才会强健不受损伤。脾虚了就很难营养肺脏，就容易感冒。

所以，给孩子补肺首先要健脾。

孩子经常感冒、消化不好，脾和肺得兼治

孩子脾虚、肺虚引起的感冒，调理时除了常规的疏风解表，还需要健脾消积、益气固表。平时常吃健脾益肺的食物，可以预防感冒。

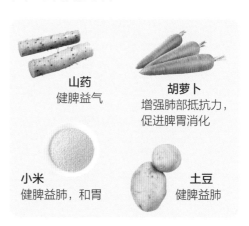

山药
健脾益气

胡萝卜
增强肺部抵抗力，促进脾胃消化

小米
健脾益肺，和胃

土豆
健脾益肺

孩子感冒，分清风寒风热再用药

感冒在小儿疾病中很常见。孩子感冒后，不少家长认为随便用点感冒药就能见效。其实不然，中医将孩子常见的感冒分为风寒感冒和风热感冒两种。不同的感冒类型，调理方法也不同。

千万不能滥用感冒药

感冒药有不良反应，一定不能随便给孩子吃感冒药。孩子感冒时，要先分清寒热再采取措施，不建议随便给孩子吃感冒药。

风寒感冒的常见症状

中医说的风寒感冒在生活中最常见，大多数家长都能辨别清楚。一看到孩子流清鼻涕、怕冷、发热、头痛，但不出汗，就知道他是衣服穿少了，着凉了。

风热感冒的常见症状

同样是发热、头痛、鼻塞，但流的是稠鼻涕，孩子还满脸通红、口干，一个劲地要喝水。另外，舌苔不是正常的薄白，而是黄色的，舌体通红，这就是热证，也就是风热感冒。

◦ 风寒、风热感冒的区别 ◦

病症类型	症状表现	推荐用药
风寒感冒	发热又怕冷、无汗、鼻塞、流清涕、口不渴、咽不红	小儿至宝丸（请严格按说明书使用，或遵医嘱）
风热感冒	发热，微微有汗，并伴有头痛、鼻塞、流黄鼻涕，喷嚏，咳嗽声重、咽喉肿痛、口干唇红	小儿感冒颗粒（请严格按说明书使用，或遵医嘱）

孩子感冒流清涕，喝姜糖紫苏叶饮

孩子受寒感冒时，鼻涕是像水一样清稀的。一旦发现清鼻涕要迅速温阳气、温经络。这时候，就需要一种能使孩子体内气血循环变好的调理方法。

紫苏叶，清香美味的驱寒佳品

生活中，我们每天都会接触感冒病毒。如果孩子身体状况差，同时气温又剧烈变化，孩子体内的防御系统就会紊乱，不能立刻戒备、抵御外敌。抵御不了，孩子就会出现发冷、流清鼻涕、打喷嚏等症状。

孩子感冒出现了流清涕症状，发表散寒是首要任务。有一种中药，既芳香味美又有很好的解表散寒功效，这就是苏叶。中医认为，苏叶性温，味辛，有发表、散寒、理气的作用，可用来调理风寒。

苏叶煮水，抵御外寒来袭

当孩子出现外寒来袭的感冒、流清涕症状时，用紫苏叶、生姜、红糖煮水给孩子饮用，可以抵御外寒侵袭，孩子感冒好得快。紫苏性温味辛，可散寒解表、宣肺化痰、行气和胃；生姜、葱白辛温通阳、散寒解表，与紫苏叶合用效用增强；红糖甘温，既可温中散寒，助紫苏叶、生姜发散在表之寒，又可作为调味品，缓解生姜、紫苏叶、葱白的辛辣之味。

苏叶水

材料 紫苏叶 5 克，生姜 3 克，葱白 1 根。
调料 红糖 2 克。
做法
1. 将紫苏叶洗净；生姜洗净，切片；葱白切成 2 小段；红糖取出备用。
2. 将生姜、紫苏叶、葱白洗净后放入锅中煮沸，放入红糖搅匀即可。

功效 这款饮品可发汗解表、暖胃祛寒。主要用于风寒感冒所致鼻塞流清涕、发热等症。

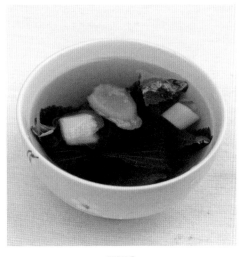

─○ TIPS ○─

孩子不喜欢苏叶水的味道，怎么办？

孩子不喜欢紫苏叶的味道，可以用紫苏叶水给他泡脚。取紫苏叶 3 克，荆芥 3 克，买回来后放到锅里，倒入 4 杯水，盖上锅盖，熬开锅，5 分钟后关火，闷 7~8 分钟后将药汁对入温水中，给孩子泡脚。泡至孩子身体微微出汗即可。

孩子感冒流黄鼻涕，金银花薄荷饮效果好

一般感冒初期孩子都是流清鼻涕。如果没及时去除寒凉，或者又吃了一些导致上火的东西，比方说油炸食品或炒货，这时候孩子的体内又有寒又有热，就会出现流黄鼻涕的现象。当孩子出现了流黄鼻涕的感冒症状时，可以用金银花和薄荷泡茶饮用。

金银花、薄荷，清热凉血效果佳

金银花大家都很熟悉，如果在农村生活过，大多都见到过这种花，开白色或者乳黄色的小花朵，香气袭人，有清热解毒的作用；薄荷有疏风散热，清利头目的效果。两者合一制成茶饮，对调理孩子风热感冒有很好的效果。

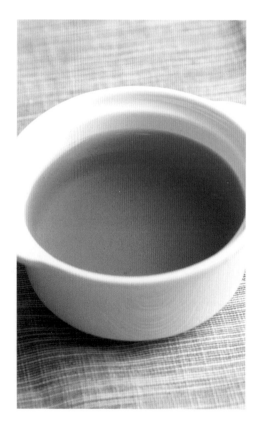

金银花薄荷饮

材料 金银花 30 克，薄荷 10 克。
调料 白糖适量。
做法

1. 先将金银花加水 500 毫升，煮 15 分钟。
2. 再加入薄荷煮 4 分钟。
3. 滤出后加白糖，温服。

功效 有清热凉血、解毒、生津止渴的功效，适合风热感冒的孩子服用。

○———— ○ **TIPS** ○ ————○

哪些孩子不宜喝金银花薄荷饮？

金银花薄荷饮只适合体质平和或内热体质的孩子服用，脾胃虚寒的孩子不宜用金银花薄荷饮。另外，隔夜的金银花薄荷饮不能饮用。

孩子感冒头痛，喝葱白豆豉汤效果好

葱白豆豉汤，也叫葱豉汤，是古代著名的医学家陶弘景发明的方子，专门调理伤寒感冒引起的头痛。孩子感冒伴有头痛症状，喝了这个汤之后，身体会微微出汗，寒邪也会相应散去。

大葱不同部位的作用各不相同

孩子受寒感冒时，大葱的用处不小。中医认为，葱的不同部位的作用是各不相同的。葱的全身一起用，可通行全身之气；葱根和葱白，通行肌肤之气；而青的部分和葱头的尖儿，则可以通利头目之气。

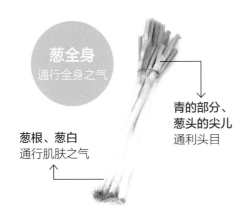

葱全身
通行全身之气

青的部分、葱头的尖儿
通利头目

葱根、葱白
通行肌肤之气

不同吃法"药效"不同

葱使用方法不同，效果也不同：生吃有通畅身体外部气血的作用；泡热水喝能起到发汗散寒的作用；做熟吃，则可以补益体内的脏腑中焦。调理风寒感冒，经常用葱白散寒。当孩子因伤寒而头痛时，喝葱白汤有很好的疗效。

葱白豆豉汤

材料 葱白3段，淡豆豉4克（中药店有售）。

做法

1. 将葱白切成小片，放入锅里；再在锅中倒入淡豆豉。
2. 放入两杯水，盖上锅盖，大火熬开，小火熬5分钟即可。

功效 散寒发汗，缓解头痛。

用法 要看情况喝葱豉汤。如果微微出汗，就不用再喝了；如果没出汗，还要继续喝。具体的用量，要根据不同人的情况进行调整，没有固定标准。

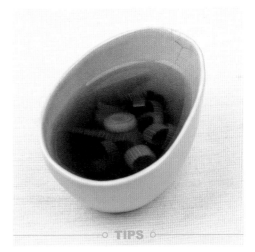

◦ TIPS ◦

孩子受寒感冒，可以用葱白姜汁熏蒸鼻子吗？

中医认为，肺开窍于鼻。孩子受寒后，护理鼻子很关键。取3段葱白、4块姜片，一起煎汁。当药气出来，让孩子保持一段安全距离去嗅蒸气，可借药气来调理身体。

孩子受湿会得寒湿和暑湿两种感冒

许多家长认为，感冒多是孩子受寒引起的。实际上，自然界的风、寒、暑、湿、燥、火这六淫，任何一种都可能引发感冒。所以，孩子在生活中会患上湿邪导致的感冒。湿邪引起的感冒常见的有两种：寒湿感冒、暑湿感冒。

暑湿感冒和寒湿感冒，是怎样盯上孩子的

夏天气温高，因为要散热，孩子皮肤上的毛孔处于开泄状态，这时候如果进入冷气过低的房间、直接喝刚从冰箱里拿出来的冷饮、睡觉不盖被子等都会使皮肤毛孔闭合，湿气就容易趁虚而入，孩子就容易出现发热、头痛、腹泻、全身乏力等症状，这就是常见的暑湿感冒。

最近几年，全国很多地方湿气偏重。湿气重，人就容易患上寒湿和暑湿两种感冒。一般天冷的时候会有寒湿，天热的时候会有暑湿。但现在因为空调使用频繁、时常喝冷饮，所以患寒湿感冒的孩子比暑湿感冒的多。

寒湿是怎样进入孩子体内的

中医认为，寒湿聚在上焦会使人心烦、头晕、头痛；伤于中焦（脾胃）则会感觉胸闷、腹胀，或呕或吐；伤于下焦则会引发便溏或泄泻。

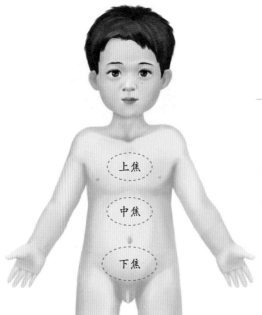

上焦

中焦

下焦

○—— TIPS ——○

夏天孩子吹空调，如何预防感冒？

孩子在进入空调房前，先让孩子缓一缓，将身上的汗发散一下，然后再进去。这样会防止湿气过多进入孩子身体，能够有效预防感冒。

荷叶冬瓜粥，清暑化湿治感冒

对于孩子夏季多发的暑湿感冒，也叫胃肠型感冒，表现症状为高热无汗、胸闷、食欲缺乏、呕吐、腹泻、舌苔厚或黄腻。孩子患暑湿感冒后，喝荷叶冬瓜粥效果较好。

荷叶清暑，冬瓜健脾

中医认为，荷叶有清凉解暑、止渴生津的功效，可以清火解热；冬瓜可健脾生津、利水止渴。荷叶和冬瓜一起熬粥食用，有健脾祛湿、消暑的作用，可以调理暑湿感冒。

暑湿感冒，不用葱、姜、糖老三样

暑湿感冒是夏天特有的病症。所以我们用平时在秋冬季节患感冒用到的葱姜糖来熬汤喝效果就没那么好了，因为这老三样只是对风寒感冒有效，对暑湿感冒就是火上浇油了。姜、葱都是辛温食物，能发汗，然而暑湿感冒在调理上应以清暑解表为原则。所以，不建议暑热感冒患儿食用葱、姜、糖这些可以助长热势的食物。

荷叶冬瓜粥

材料 冬瓜 250 克，大米 30 克，荷叶 2 张。

做法

1. 荷叶洗净，撕碎，煎汤 500 毫升，过滤后取汁食用。
2. 冬瓜去皮，切成小片；大米淘洗干净，浸泡 30 分钟。
3. 砂锅内加水后烧开，加入大米、冬瓜片，待粥熟时，加入荷叶水即可。

功效 冬瓜清热生津、利水止泻；荷叶清热解暑。适用于孩子夏天受湿热引发的感冒。

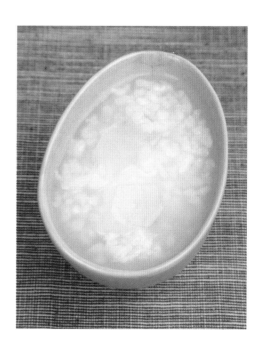

孩子寒湿感冒，给他喝生姜葱白红糖汤

夏季阴雨连绵，孩子从外边玩耍回来满头大汗，进屋就喝冷饮；长期在空调房内待着……这都容易使寒湿从皮肤的毛孔中侵入身体，从而被寒湿感冒盯上。

寒湿感冒的表现症状

孩子患上寒湿感冒，常见的症状有头痛发热、流清鼻涕、腹泻等。调理寒湿感冒以祛寒暖阳为主。姜就有祛寒暖阳的功效，但姜有很多种。

◦ 姜的种类和功效 ◦

姜的种类	制法	功效
干姜	姜最早的根茎（母姜）晒干而成	温中散寒，暖肺
生姜	母姜种在地下，发芽，长出其他根茎，新生的姜块叫生姜	辛辣之性比干姜要差一些，以发散为主
煨姜	把姜用湿纸包上，放在火中煨，叫煨姜	和中止呕
姜皮	生姜的外皮	去除水肿
炮姜	把姜放火里炮焦	暖经，多运用于妇科病调理

注：姜在中医里的种类很多，有干姜、生姜、煨姜、姜皮、炮姜等。

生姜葱白加红糖，祛寒暖阳效果好

生姜有发散表寒的作用；葱白可散寒，可温通肌肤；红糖可散寒暖体。将生姜、葱白、红糖一起熬汤，孩子饮用后可去除寒湿，调理感冒。

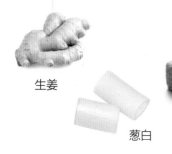

生姜

红糖

葱白

生姜葱白红糖汤

材料 生姜3片，葱白半段，红糖3克。

做法

1. 取两块拇指粗的生姜，斜着切3片，切葱白半段，一起放到锅里，放入红糖，再加入两杯水，盖上锅盖，大火熬开锅。

2. 小火熬3分钟，闭火，再焖10分钟即可。

功效 这个汤饮用后会微微出汗，气血一通畅，寒邪就被驱除了。

让孩子背部变暖，感冒很快就好

中医认为，人的后背属阳，主一身阳气的督脉从后背的正中通过，足太阳膀胱经从督脉的两侧通过。因此，当寒邪来袭时，若让孩子的后背温暖起来，一身的阳气就会强盛，这样就能抵抗寒邪。

明白这些道理，在生活中我们就会想出很多让孩子后背暖起来的方法。

热水袋暖背法

如果孩子受了寒，感觉冷，打喷嚏，流清鼻涕，可以给热水袋中灌上热水，让孩子钻进被窝，将热水袋放在距离孩子后背半尺远的地方，具体位置在孩子后背上部与脖子附近，也就是在肺腧穴和大椎穴之间的位置，不要贴到肤，以免烫伤孩子。躺一段时间，孩子就会微微出汗，寒邪就会被驱逐出去。需要注意的是，在这之前最好先让孩子喝些粥，肚子里面有食物才能更好地发汗，否则空着肚子是不易发汗的。

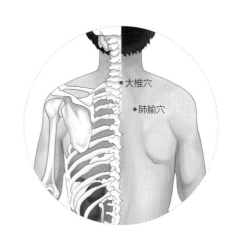

电吹风机暖背法

先用一块毛巾披在孩子后颈上（大椎穴附近），然后打开电吹风机，让暖风不断地吹毛巾。电吹风机要沿着督脉缓缓地上下移动，不要总是集中在一个点吹，以免烫伤孩子。很快孩子就会感觉到热度，身体温暖起来以后再过一会儿就会微微出汗，这样寒邪就会被驱逐了。

暖气贴背法

北方的冬天家里有暖气，如果能够利用，暖气也能派上用场。先让孩子喝碗热粥，然后搬一个小板凳，让孩子靠暖气坐下，将后背贴在暖气上。过一会儿，孩子就会感觉身体变暖和了，同样也能将寒邪驱除。

揉一窝风穴、小天心穴，对各种感冒都有效

对于感冒，推拿的调理效果很好，尤其是缓解症状，通常按一按鼻子就通气了，体温也会下降。平时就给孩子做保健推拿，可增强肺功能，提高抵抗力，预防感冒。

揉一窝风、小天心，孩子感冒能防能治

媛媛从出生到4岁，经历过大大小小的感冒，每次都是一有天气变化就感冒，主要症状是打喷嚏、流鼻涕、咳嗽。每次感冒，基本上都是通过我做推拿来调理，我给孩子揉一窝风穴100次，揉小天心穴100次。上午做推拿，下午打喷嚏、流鼻涕的症状就能够缓解，2～3天后感冒就可以痊愈。

揉一窝风穴

精准取穴： 手背腕横纹正中凹陷处。

推拿方法： 用拇指端按揉一窝风穴100～300次。

功效主治： 祛风散邪，预防感冒。

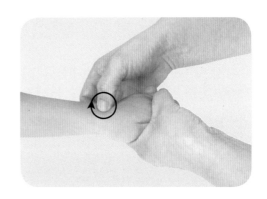

揉小天心穴

精准取穴： 手掌大小鱼际交接处凹陷中。

推拿方法： 用中指端揉小天心穴100～300次。

功效主治： 清热，预防感冒。

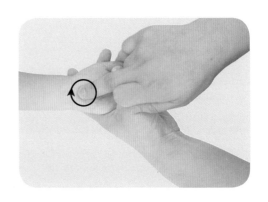

冬春两季，
如何预防孩子得流感

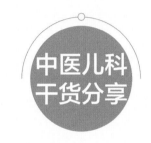
冬春两季气候变化多端，忽冷忽热，体质差的孩子就容易患感冒。因此，做好流感预防工作很有必要。只需家长为孩子做几个小动作，预防流感是简单有效的。

干洗脸

两手掌快速互搓，发热为度，然后用擦热的手按在孩子前额，先顺时针方向环摩面部50下，再逆时针方向环摩面部50下，使面部有温热感。

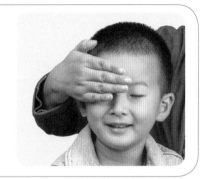

推擦鼻部

用两手食指在孩子鼻梁两侧做快速上下推擦，用力不要过重，以局部产生的热感向鼻腔内传导为度。

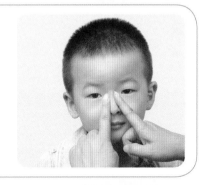

搓揉耳垂

用双手拇指和食指搓揉孩子双侧耳垂，反复操作1~3分钟，以耳垂发热为度。

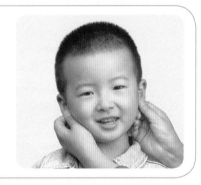

孩子伤肺会咳嗽，辨清症状分阶段调理

咳嗽可以通过调肺来治

感冒是儿科发病率最高的疾病，咳嗽通常是持续时间比较长的症状。临床上时常听家长们抱怨，孩子咳嗽了好长时间都不见好。有些孩子，可能一开始生病是因为感冒，时间长了，最初头痛、发热、流鼻涕的症状消失了，就剩下咳嗽，久治不愈。

经久不愈的咳嗽，多因肺阴虚

有一个 7 岁的小女孩，因为咳嗽久治不愈，她母亲带她来找我调理。孩子起初只是有点感冒，其他症状好了，就剩下咳嗽总也不好。表现症状是嗓子痒、口干、老咳嗽，小便黄，喝水少。我给孩子切脉做了诊断，原来是肺阴不足引起的。因为孩子平时喝水少，就容易上火，肺脏得不到滋润，就会受损伤，从而导致老咳嗽。调理肺阴虚久咳，应该滋阴润肺。我让孩子适量服用养阴清肺膏（每次服 5 毫升，每日 2 次）。经过调理，孩子的咳嗽得到了控制。

咳因虽多，肺气虚弱是病根

引起咳嗽的原因有许多，但病位在肺。因为孩子身体稚嫩，抵抗力差，容易被外邪侵犯。肺脏尤其娇嫩，特别容易被外邪伤害，所以小儿咳嗽，初期多为外感咳嗽。风寒、风热之邪从口鼻侵入肺脏，肺失宣降，肺气上逆，就会引发咳嗽。有些孩子平时体质较差，肺气虚弱，就比别的孩子更容易咳嗽，而且咳嗽的时间长。

咳嗽可分为寒咳和热咳

因为外邪有寒热之分，所以咳嗽也分为寒咳和热咳，而且寒咳、热咳之间还会相互转化。孩子外感风寒感冒，出现咳嗽，这时是寒咳，但孩子是纯阳之体，寒咳只是暂时的，很快会化热入里，痰热蕴肺，变成经久难愈的热咳。

长时间慢性咳嗽不只是外感咳嗽，多为内因导致。那种感冒后迁延不愈的咳嗽，多是肺阴虚所致。肺阴虚就好像有人找了柴，点了把火，烤着肺，它本来应该是很湿润的，现在不够湿润了，所以就干咳。

脾为生痰之源，健脾咳嗽好得快

《素问·咳论》中说"五脏六腑皆令人咳，非独肺也"。不单是外邪直接犯肺会引起咳嗽，其他脏腑疾病也会影响肺脏，引发咳嗽。比如饮食不当，脾失健运，水湿内停，都会导致咳嗽。

脾为生痰之源，肺为贮痰之器

中医认为，脾为生痰之源，肺为贮痰之器。孩子脾常不足，如果乳食积滞，水湿内停，就会酿湿成痰，而痰浊上渍于肺，就会导致咳嗽。这就好比脾是痰的"制造者"，而肺如同一个痰盂，主要贮存痰液。要想从根本上清除痰，不仅要清理痰盂，还要管控好造痰的脾。

初咳在肺，久咳在脾，喘在肾

中医有句话，"初咳在肺，久咳在脾，喘在肾"。就是说，孩子在咳嗽初期问题多出在肺上，是由肺气上移导致的咳嗽。但是，久咳则是由于"痰随气升，阻于气道"引起，而"脾为生痰之源、肺为贮痰之器"，因此要想让孩子停止咳嗽，不仅要止咳，健脾化痰也很重要。

给孩子健脾，选择容易消化的食物

如果孩子出现久咳，就要以健脾、化痰、止咳为主。对于脾胃功能发育不完善的孩子来说，家长在为其选用补脾的食物时，最好运用"平补"的方法，选择性平味甘、容易消化的食物，如山药、南瓜、红枣、土豆等。

山药饼

材料 淮山200克，鸡内金50克，面团250克（蒸馒头用的发酵面团）。

做法
1. 将山药和鸡内金碾细粉。
2. 将山药粉、鸡内金粉放入发酵的面团中做成小面饼，蒸熟即可食用（建议每天早晨和中午各吃1个）。

功效 山药饼可以健脾和胃、补肾益气，一般消化不良、食欲不振的孩子都可食用。

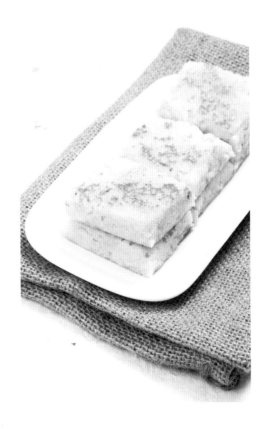

孩子受寒咳嗽的第一阶段（刚受寒），用姜枣红糖水

因为咳嗽和感冒几乎是同时出现的，所以孩子刚开始感冒就咳嗽，和感冒第一个阶段一样，咳嗽是寒气袭肺的表现。

寒气袭肺的表现症状

孩子的鼻涕是水一样的清，痰是白的。身体寒冷，比如手脚冰凉，身体怕冷，稍微受凉就咳个不停。这时候，寒邪还停留在体表，调理起来比较简单，用姜、枣、红糖水就可以调理。

生姜、红枣、红糖，祛寒暖体效果好

中医认为，生姜可散寒解表；红枣可补气血、温阳暖体；红糖有化瘀生津、散寒活血的功效。生姜、红枣、红糖一起煮水饮用，可以祛寒止咳。

李大夫医案

生姜、红枣、红糖一起熬水，调理风寒咳嗽效果佳

邻居的小男孩特别容易咳嗽，只要天气一出现冷热变化，就会咳嗽不断，然后就得吃药、打针。孩子受罪，家长也很焦虑。我看到孩子舌苔薄白，流清鼻涕，夹杂有咳嗽声，断定这是风寒袭肺引起的咳嗽。我让孩子妈妈给他用生姜、红枣、红糖一起煮水，每天早起和晚睡前服用1剂。7天过后，孩子的咳嗽症状明显减轻了。

姜枣红糖水

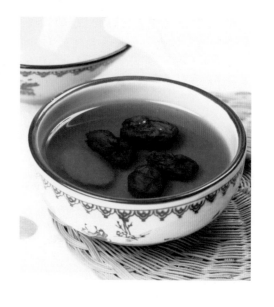

材料 生姜半块，红枣4枚，红糖5克，香油适量。

做法

1. 在锅里加入少量香油，待油热后，把半块姜炒到五成熟，放入红糖一起炒。
2. 翻炒一段时间后，根据自己需要加入适量水，煮沸后放入红枣，小火炖8~10分钟即可。

功效 适用于风寒咳嗽。

孩子受寒咳嗽的第二阶段（外寒里热），清热散寒同治

孩子外感的第二阶段，当邪气往里面走的时候，进入外寒里热阶段，就是外寒依然存在，疾病还在体表，但是它往身体里面走，身体已经开始与它做斗争了，出现"硝烟满地"的情况，里面开始有热症了。这时候孩子流的清鼻涕会逐渐向黄鼻涕、黏稠发展；痰的颜色会变黄，黄代表热症。

既要清热，也要散寒

孩子受寒咳嗽的第二阶段，这个时候的热咳完全是由于寒邪入里化热造成的，需要清热。一方面，要用温热的药清除体表之寒；另一方面，稍微加一点化痰的药，消除引起咳嗽的外邪。所以，这就需要在进行药物调理时既清热，也散寒。

外寒里热阶段，怎么搭配药物

清热的药物，主要有金银花、蒲公英、连翘、鱼腥草等，都可以清除外邪。同时，再配合一点清肺热的药物，如桑叶、枇杷叶等。

那散外寒要配什么药呢？中医一般会配往外走的，比如麻黄、苏叶、防风等。这样，大家看到各种中成药的说明书就明白外寒里热这个阶段该如何选药了。

外寒里热的阶段，大家可以选散外寒去里热的药一起用，比如散外寒选用感冒清热颗粒，清里热的药选小儿清热止咳口服液。这就是双管齐下的调理方法。

这个阶段，散外寒的感冒清热颗粒就可以少用点，比如说半袋、四分之一袋。如果孩子里热重一些，清里热的药就要多用一点，比如痰是黄的，鼻涕是黄的，这时候一定要把里热清干净。具体用药方法要严格按照说明书，或遵医嘱服用。

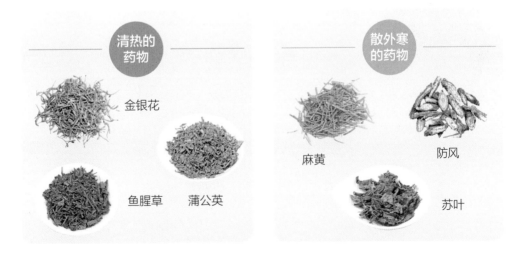

清热的药物：金银花、鱼腥草、蒲公英

散外寒的药物：麻黄、防风、苏叶

孩子受寒咳嗽的第三阶段（表里俱热），
一定要带孩子去医院

如果感冒的前两个阶段没有得到很好地控制，那么外邪就会进一步深入，与身体的正气展开激烈交战，从而出现明显的热症。这时病情就进入第三个阶段，也就是较严重的阶段。

高热

这个阶段孩子怕冷的情形开始减少，会出现高热，总觉得只有喝清凉的饮品才可以解渴。咽喉红肿、疼痛，尤其是咽部的症状较明显。

痰变成黄色，甚至是绿色

肺部会有明显异常症状，反映在痰上就是痰变成黄色，甚至是绿色，咳出来是浓浓的一块。痰是通过咳嗽，从呼吸道的深处排出来的。

咳嗽的声音很剧烈

一般的感冒会导致咳嗽，但都是咽喉部的刺痒引起的。而在表里俱热的阶段，咳嗽则是很剧烈的。因为是从呼吸道深处发出，咳嗽声音很剧烈，甚至在咳嗽时还伴有胸部疼痛。

出现这些情况，家长要认识到咳嗽的严重性，及时带孩子去医院向医生求助。

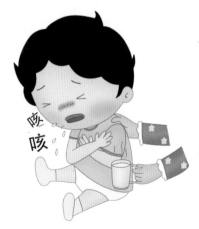

咳
咳

○━━━━━ ○ **TIPS** ○ ━━━

孩子咳嗽，需要立即吃镇咳药吗？

孩子的呼吸系统还没有发育完全，没有办法像成人那样将痰液有效咳出，如果一听到孩子咳嗽，就给孩子吃镇咳药，咳嗽就被掩盖住了。咳嗽被抑制住后，痰液就更难排出了，最后的结果是堵塞呼吸道，不但使病情加重，还会导致肺部感染。

其实孩子和大人一样，偶尔咳两声没什么事。除非咳嗽过于频繁，或者咳嗽时嗓子里有痰，才需要到医院求助大夫。

孩子感冒快好时咳白痰，吃烤橘子效果好

孩子感冒快好时仍咳白痰，主要是因为孩子脾胃阳气不足，以致无法清除体内残余的寒邪。这时可以用吃烤橘子的方法来调理。

吃烤橘子，散寒效果好

吃烤橘子为什么会有散寒效果呢？中医把橘子的皮分成两种中药，带里面白色橘络的是陈皮，有和中理气、化痰止咳的作用；把里面白色的橘络刮掉，烘干，就叫橘红，橘红辛、苦、温，归脾、肺经，能够散寒、利气、燥湿，用于风寒咳嗽，喉痒痰多等情况。橘红对外感风寒导致的咳嗽效果较好。

烤橘子

材料 橘子1个。

做法

1. 给橘子插两根筷子，准备拿它上火烤。
2. 开中小火，橘子和炉火保持10厘米的高度，开始烤橘子，烤的时候要不停地转动橘子，使每一面都受热均匀。
3. 烤至表面微焦，稍作冷却，趁着温热剥开橘皮吃掉。

用法 让孩子吃里面的橘子肉。每次吃1个，一天吃2次，或者根据孩子的年龄和胃口来决定。

注意

1. 橘子皮的颜色变黑就可以了，不要烧成炭。
2. 一般情况下，用这种方法对付寒咳能很快止咳。
3. 除了感冒后残余的咳嗽，对刚刚被寒风呛到后开始咳嗽的孩子，也有良好的效果。

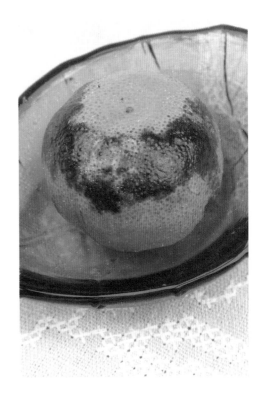

孩子感冒快好时咳黄痰，川贝冰糖炖雪梨

前边讲到孩子感冒快好时有寒邪残留，就用烤橘子的方法来调理；孩子感冒快好时，体内若仍有热邪残留，该如何调理呢？

孩子感冒快好时有热邪的表现

1. 咳少量黄痰，很黏稠。
2. 舌质红，大便干，手脚易发热，尿黄等。

川贝冰糖炖雪梨，润肺清热化痰

孩子感冒快好时有热咳，就要用川贝冰糖炖雪梨来调理。川贝性凉，味甘，入肺、胃经，具有润肺止咳、化痰平喘、清热化痰的作用，因此加入梨之后，润燥效果更好。

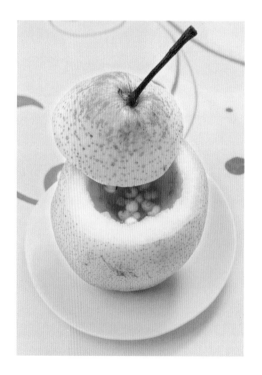

川贝冰糖炖雪梨

材料 雪梨1个，川贝10克，冰糖10克。
做法
1. 将雪梨洗净，从顶部切下梨盖，再用勺子将梨心挖掉，中间加入川贝和冰糖。
2. 用刚切好的梨盖将梨盖好，拿几根牙签从上往下固定住。
3. 将梨放在杯子或大碗里加水，放在锅中炖30分钟左右，直至整个梨成透明状即可。

功效 清肺化痰止咳。

孩子有寒热错杂的咳嗽，吃花椒炖梨

有时因为用药比较杂乱，感冒过后孩子的身体并不是处于严格的寒或者热的状态，而是寒热错杂，就是寒与热并存的状态。这种情况，可以用花椒炖梨的方法来调理。

花椒搭配梨，温寒润燥止咳

花椒性热味辛，温中散寒，有振奋身体阳气，驱除外寒的作用；而梨具有凉润的作用，一方面能缓解花椒的温燥，保护津液，另一方面又润燥止咳。它们相互配合，一凉一热，寒热并调。

花椒炖梨

花椒炖梨，这个方法过去叫刺猬梨，是将梨扎 30 个孔，每个孔里面塞入一个花椒，然后用面裹上，煨熟，吃梨。后来，我们把它改良，变成了把梨切块煮熟，然后吃梨喝汤，这样就更方便了。

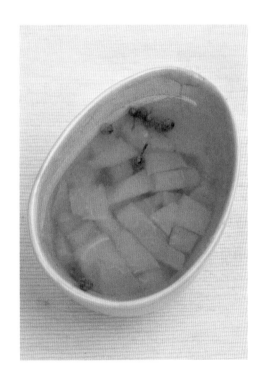

材料 雪梨 1 个，花椒 20 粒，冰糖 1 小块。
做法

雪梨去核，切成小块，放入花椒、2 杯水、冰糖同煮，开锅 10 分钟即可。

功效 喝汤吃梨，每天早晚餐后各饮用 1 次。温中散寒，润燥止咳。

孩子秋燥咳嗽，蒸梨馒头给他吃

入秋之后天气干燥，气温波动也较大，而孩子的肺脏较为娇嫩，很容易引发呼吸系统疾病。孩子秋季咳嗽就是其中一种。需要注意的是，父母不要小瞧秋季咳嗽，如果没及时调治，很容易发展成为支气管炎、肺炎等。

吃梨馒头，预防秋季咳嗽

预防孩子秋季咳嗽，有一个简单有效的方法就是给孩子蒸梨馒头吃。梨有止咳化痰、生津解渴、退热解毒、润肺助消化等功效；川贝有润肺止咳、祛痰化喘的作用；蜂蜜润燥的效果很好。另外，蜂蜜还可以润肠通便，中医说"肺与大肠相表里"，肠道通了，肺气就畅通了。

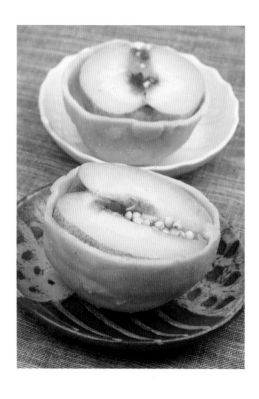

梨馒头

材料 梨1个，川贝3~5克，蜂蜜、面粉各适量。

做法

1. 先将梨洗净，去核（不要削皮），然后将川贝放入梨去核的位置。
2. 把蜂蜜与面粉（用发酵后的面团更好）混合做成面团，面团要稍硬。
3. 用面团擀成片，把处理好的梨全部包起来，放在锅中蒸熟即可。

用法 每日吃1个。如果孩子还小，只有几个月大，还不能食用，可用梨、川贝熬水后喝也可以，1岁以下孩子不能吃蜂蜜。

功效 可以调理秋季咳嗽。

声声咳嗽真揪心，分推肩胛骨就好

中医在调理小儿咳嗽方面有一个很好用的手法，叫"分推肩胛骨"。操作方法很简单，可以调肺气、补虚损、止咳嗽。各种类型的咳嗽，用这种方法调理都有效。

分推肩胛骨，可以宣肺、益肺

分推肩胛骨为什么可以调肺气呢？因为人的两个肩胛骨是呈扇形的，它其实正对应着人的两个肺脏，通过分推肩胛骨，可以起到宣肺、益肺的作用。

肩胛骨上有两个穴位，一个是肺腧穴，一个是风门穴。肺腧穴有双向调节的作用——补虚清热。就是说，孩子肺气虚弱了可以补虚；肺脏有热了，可以清热；风门穴是掌管风邪出入身体的门户。所以，孩子咳嗽时，家长可以每天给孩子分推肩胛骨。

分推肩胛骨的方法

家长用两拇指端分别自肩胛骨内缘由上向下做分向推动，分推 100 次左右即可，可以补肺气、补虚损、止咳嗽。各种类型的咳嗽——寒咳、热咳、支气管炎、肺炎、哮喘，都可以用这个方法。

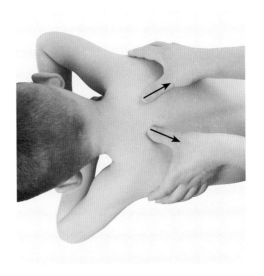

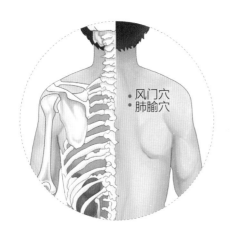

风门穴
肺腧穴

◦ TIPS ◦

分推肩胛骨，可以预防感冒吗？

孩子小时候即使没出现咳嗽症状，也可以用分推肩胛骨的手法进行推拿，做好保健预防非常重要。

79

孩子发热，
从肺根治立竿见影

孩子为什么会发热

如果家长不按孩子的生长发育规律照顾他，就很容易发热。

发热，是因为有邪气侵袭人体

中医认为，所谓发热，多数是因为有邪气（如西医学所说的病毒、细菌、支原体、衣原体等，都属于邪气）侵袭人体。这时，人体的正气（抵抗力）便要与之抗争。于是，它们打得热火朝天，这个状态就是发热。

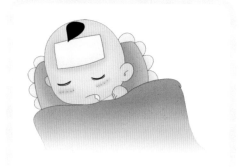

孩子呕吐伴有高热，且有精神不好时，妈妈应及时带孩子就医

给发热做一个形象的比喻：把人体比作我们的国家，当有"侵略者（邪气）"来犯时，肯定不能直接进入内地，而是被守在边防的"战士们（正气）"挡住，与"边界战士"展开激烈的战斗（发热）。

孩子发热是好事还是坏事

孩子发热和咳嗽、拉肚子一样，都是人体正气和外来邪气做斗争的一个表现，并没什么可怕的。而且，一般的情况是邪气越盛，正气越足，抗邪能力就越强。孩子发热，只要进行积极的干预，就容易治愈。

中医是怎么治疗发热的

中医调理发热，是通过由外而来的援兵，帮助孩子的正气把邪气赶出去（即中医常说的"扶正祛邪"），邪气被赶出去，不能和正气战斗了，自然就不发热了。所以，不管是食疗、喝中药，还是小儿推拿，抑或洗澡、泡脚、贴敷等，在调理小儿发热方面都有很大的优势。

有时孩子发热不用担心

虽然说孩子发热不一定是好事，但对于孩子来说，有一种发热不用管，那就是"生理性发热"。

什么是生理性发热

孩子就像初升的太阳、初春的小草一样，蒸蒸日上、欣欣向荣，生长速度快。而植物在生长过程中有一个过程叫"拔节"，即每到一个节点上，就会有一些变化，孩子也是一样。

古代医家们就已经在医书中记载了孩子这种生理性发热的现象，并给这种现象取了个形象的名字，叫"变蒸"。按照现在通俗的说法，就是"生长热"。

孩子为什么会"生理性发热"呢？因为孩子体内的阳气要从原来的水平跨越到下一个阶段。一般认为，孩子从出生之后，32 天一"变"，64 天一"蒸"，伴随着"变蒸"而出现的，就是"生理性发热"。

生理性发热的特点

一般来讲，孩子变蒸的持续时间不会太长，大多都在一天或者一天半，很快就能过去，而且温度也不会太高，一般不超过 38 度，并且不伴随咳嗽、流鼻涕、手脚凉等症状——除了体温高一点、耳朵和屁股稍凉、上唇内出现一个鱼眼大小的白色"变蒸小珠"外，孩子还是和平时一样。

这种情况下，千万别给孩子吃抗生素或打点滴，以免伤了阳气，影响孩子的生长发育。

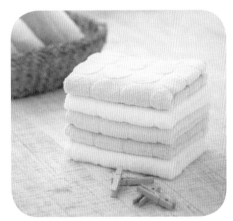

孩子生理性发热的简单退热方法

孩子出现了生理性发热，一般不必做特殊处理。在饮食上，让孩子吃清淡一些。如果孩子正在吃母乳，妈妈的饮食也要清淡一些。同时要随时观察孩子的发热程度。注意给他补充水分就足够了。

春季发热，香菜根熬水就能退热

春天是万物复苏的季节，也是阳气升发的时节。春季气温波动大，因此孩子很容易发热。

孩子发热，不要急着使用抗生素

孩子春季发热，家长切忌不分青红皂白使用抗生素治疗，否则会对孩子免疫系统造成伤害。家长也不要一发现孩子发热就立刻用上退烧药。用香菜的根熬水，对加速孩子退热有一定的效果，家长可以试一下。

香菜根可促进排汗退热

中医认为，香菜根"内通心脾，外达四肢"。通俗地说，就是香菜根具有促进周围血液循环的作用，排汗退烧的功效很好。"积食易生内热"，如果孩子脾胃功能较弱，很容易导致反复发热，而香菜根还有"温中健胃"的作用，可以改善孩子的脾胃运化功能。

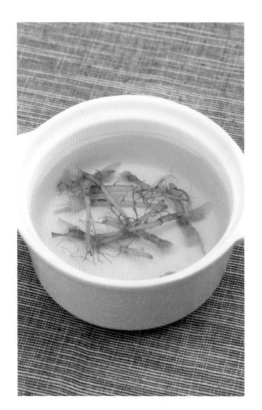

香菜根熬水

材料 香菜根 100 克。

做法

1. 香菜根洗净后，放入砂锅中，加入 500 毫升水后将砂锅放在火上熬水。
2. 待水熬到剩下原来的 1/3 左右时，除去香菜根，然后把熬成的水给孩子喂服。

功效 促进发汗退热。

———◦ TIPS ◦———

春季如何避免传染性疾病？

空气传播是春季传染性疾病的一个重要传播方式，在孩子中间极易引起交叉感染。因此家长一定要注意及时对孩子的玩具和生活用品进行消毒，要注意保持室内的空气流通。

葱姜豆豉汤，治孩子风寒发热

风寒发热，指的就是风寒邪气侵袭人体，人体正气与自然界的风寒邪气打得热火朝天的状态。调理孩子发热，以祛风散寒为主。

孩子风寒发热的症状

中医认为，孩子风寒发热有 4 个特点：清鼻涕、清稀痰、淡红舌、不出汗。

留根须葱白、带皮生姜、淡豆豉，发散风寒

风寒发热怎么办？祛风散寒就可以。给孩子喝葱姜豆豉汤，就是一个不错的办法。

葱具有辛温之性，具有发散的作用，能够散风；温是葱的特性，具有温暖的作用，能够祛寒。祛风散寒，正好对治风寒邪气，再用葱白"引经入肺"，从而起到驱散肺经风寒的效果。葱白为什么要"留根须"呢？因为气管、支气管、毛细支气管等，都属于呼吸系统。洗干净后的葱白根须，类似于肺脏的毛细支气管。葱白留根须，是为了让葱白根须的力量直达肺的毛细支气管，起到祛风散寒的作用。

生姜也是一味辛温的药，能把脾胃的阳气振奋起来，去帮助肺中的阳气把风寒邪气发散出去。生姜为什么要"带皮"呢？风寒发热的病位在皮肤，用带皮的生姜，以皮行皮，可以驱散附在表皮的风寒邪气。

淡豆豉是发酵以后形成的，具有辛味，和葱白、生姜一样，能把在肺、在表的风寒邪气散出去。

葱姜豆豉汤

材料 带根须葱白 1 段，带皮生姜 2 片，淡豆豉 4 克。

做法

葱白切成 3 厘米长短的小段，生姜切成一元钱硬币大小及薄厚的 2 片，放 4 克淡豆豉，煮开锅后再熬 5 分钟即可。

用法 饭后半小时左右服用。

用量 3 岁以内的孩子一次喝小半碗；3~6 岁的孩子一次喝半碗；6 岁以上的孩子，一次可以喝多半碗或者一碗。酌量频服，服后汗出热退即可。

功效 祛风散寒，退热。喝完这个汤后出现微微出汗、退热，就证明风寒邪气被散出去了。

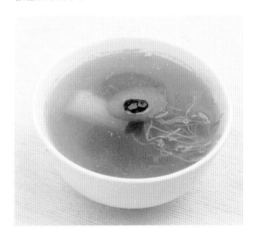

风热发热，喝菊花薄荷饮

风热发热的原因基本上与风寒发热类似，即孩子在正气虚的同时感受了风热邪气，调理以祛风散热为主。

孩子风热发热的症状

中医认为，孩子风热发热有 4 个特点：黄鼻涕，黄黏痰，红肿痛（舌头、咽喉、扁桃体、淋巴结），微有汗。

菊花、薄荷、淡豆豉，清风散热

调理风热发热，需要用凉性的药物清热。菊花和薄荷就是这种辛凉的药物，辛以散风、凉以清热，正好可以用来对抗风热邪气。

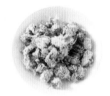 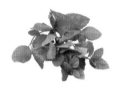

菊花分为白菊花、黄菊花和野菊花三种，可选用入肺经的白菊花，专清肺经风热

薄荷用鲜品更好，若没有，药店或超市里卖的那种用来泡茶的干燥薄荷叶也行

有人可能会问：淡豆豉不是风寒发热时用的吗，怎么风热发热也用它呢？事实上，淡豆豉除了辛味之外，还具有苦、凉之性，苦能泄热，凉能清热，所以淡豆豉可以调理风热发热。

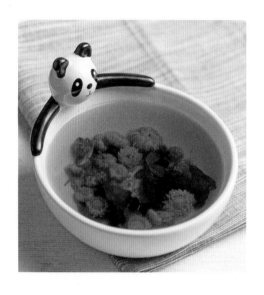

菊花薄荷饮

材料 菊花 5 克，薄荷 6 克，淡豆豉 3 克。

做法

菊花、薄荷、淡豆豉用水煮，煮开锅后再熬 5 分钟即可。

用法 饭后半小时左右服用。

用量 3 岁以内的孩子一次喝小半碗；3~6 岁的孩子一次喝半碗；6 岁以上的孩子一次可以喝多半碗或者一碗。酌量频服，服后汗出热退即可。

功效 对抗风热邪气，退热。

揉板门、运八卦，积食发热轻轻除

积食，就是吃多了。孩子的脾胃有积食，所以身体就得调动正气去消化这些多余的食物，在肌表起守卫作用的正气力量就会被削弱。于是，风寒、风热等邪气就很容易侵袭进来。所以，积食是孩子发热的常见原因之一。调理孩子积食发热，可以用推拿的方法消积退热。

如何判断孩子积食发热

如果孩子舌苔厚，肚子胀得像小西瓜，不解大便，不让摸肚子，一摸就不舒服，就可以断定孩子发热是积食引起的。

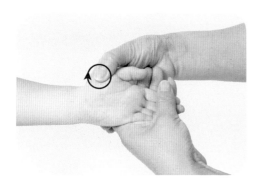

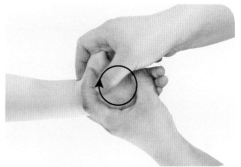

揉板门穴，消食化积

精准定位：大鱼际部或大指本节 0.5 寸处。

推拿方法：用指端揉板门穴，叫揉板门。以孩子体质强弱中等、积食程度中等为例，3 岁的孩子揉 10 分钟，3~7 岁的孩子揉 15 分钟，7 岁以上的孩子揉 20 分钟。

主治功效：健脾和胃，消食化滞，调理气机。

温馨提示：揉板门是泄法，推拿力度要重一些，具体感觉是酸胀。家长以稍轻的力度给孩子按揉，以孩子不疼为度。

逆运内八卦穴，消食退热

精准定位：手掌面，以掌心（内劳宫）为圆心，从圆心到中指指根横纹的 2/3 为半径所做的圆。

推拿方法：沿入虎口方向运八卦穴 50 次，称逆运内八卦。以孩子体质强弱中等、积食程度中等为例，3 岁的孩子做 5 分钟，3~7 岁的孩子做 10 分钟，7 岁以上的孩子做 15 分钟。

主治功效：消食退热，强健脾胃。

温馨提示：运内八卦是泄法，所以力度和速度同揉板门一样，要重、要快。

孩子高热惊厥，用什么方法急救

有些妈妈担心孩子出现高热惊厥。高热惊厥的状态很吓人，眼睛会向上翻，甚至抽搐。家长一看孩子抽搐，心都被揪住了，这给家长的心理压力很大。

发生高热惊厥不必害怕

中医认为，高热惊厥通常是因为外感风邪，内挟痰滞，热入心包经，以致气乱神昏。家长不要害怕，只要把孩子体内的邪火清掉就可以了。孩子高热惊厥时，小儿推拿可以急救，调理当以清泻心火为主。

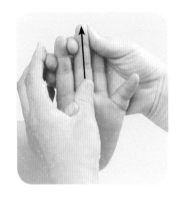

清心经

精准取穴： 中指掌面指根到指尖成一直线。

推拿方法： 用拇指指腹从孩子中指根向指尖方向直推心经 20～50 次。

主治功效： 清心经有清热泻火的功效。

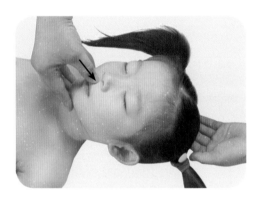

掐人中穴

精准取穴： 鼻唇沟的上 1/3 与下 2/3 的交界处。

推拿方法： 用拇指尖掐孩子人中穴，每分钟掐压 20～40 次。

主治功效： 人中穴为急救休克要穴，适用于任何原因引起的孩子惊风、昏厥、休克。

○ TIPS ○

羚羊角粉煮水为什么可防高热惊厥？

孩子高热的时候，可取 1～2 克羚羊角粉（各大药房有售），煮水给孩子喝，煮 30～40 分钟就可以，让孩子的热尽快散掉。因为羚羊角是平肝息风、解毒的，把热邪解掉就见效了。

孩子发热不超过 38.5℃，给他清天河水

孩子发热是身体的防御系统在发挥作用，是白细胞在消灭体内的"敌人"。体温没超过 38.5℃，不算是高热，没必要服用退热药，可以采用推拿的方法来降体温。

清天河水，孩子就能退热

一次，一位母亲带着 7 岁的孩子焦急地来找我。孩子又发热了，38℃。我赶紧给孩子用清天河水的方式退热。我用食中二指指腹自腕向肘直推孩子天河水 100 次，然后让孩子休息一会儿，喝了些白开水。1 小时后，孩子的体温就下降到 37℃。看到初战告捷，我把这个方法告诉孩子妈，让她回家每天给孩子清天河水。

清天河水，可以疏通心包经、泻火清热

孩子发热时，给孩子清天河水 300 次，可以疏通心包经，从而起到泻火清热的作用。另外，中医讲，心包经与三焦经互为表里，三焦经协调五脏六腑，可以通调水道、运化水谷，可以让五脏六腑更加协调。三焦经通畅，孩子身体的自愈力就会增强。

○ TIPS ○

孩子发热，超过 38.5℃怎么办？

孩子发热超过 38.5℃，当身体出现高热，总感觉只有喝些清凉的饮品才能解渴。咽喉会红肿、疼痛，尤其是咽部的症状比较明显。这种情况下，就不要自己处理了，一定要去医院找医生。

清天河水

精准取穴： 前臂正中，自腕至肘成一直线。

推拿方法： 用食中二指指腹自腕向肘直推天河水 300 次。

主治功效： 清天河水能够清热解表、泻火除烦，主治孩子外感发热、内热等症。

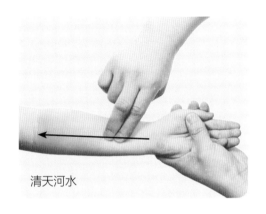

清天河水

给孩子进行物理降温

孩子发热了，很多家长都会选择物理降温。家长十有八九会想到用毛巾给孩子敷一敷来降温的方法。但很多人不知道，用毛巾敷也是一门学问，而且物理降温不止敷毛巾这一种方法。

孩子体温上升期要用热毛巾敷

孩子发热时会冷得直打寒战，细心一些的家长会发现孩子身上的鸡皮疙瘩都出来了，实际上这时候他的体温正处在上升期。孩子高热发寒战，甚至起鸡皮疙瘩，是因为皮肤血管开始收缩，排汗减少，引起了反射性的竖毛肌的收缩形成的。这时候正处在体温上升期。

孩子处在发热上升期时，一定要用温热的毛巾，给孩子擦擦肚窝、腋下、腿窝这些大血管分布的区域。这样，孩子的体温不会一下子升得太高而出现高热，甚至避免发生高热惊厥。

孩子体温稳定期、下降或后期可使用温水浴

当孩子体温处于稳定期，比方说，发热在短时期内一直维持在 38℃。这时，家长可以用温水浴帮助孩子降温退烧，也可以避免孩子的体温再次升高。

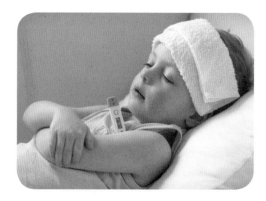

如果孩子发热时精神状态较好，可以温水洗澡，水温调节在 40℃ 左右。也可以用温水为孩子擦身。擦擦头部、腋窝、脖子、腿窝等区域，降温效果佳。注意不要给孩子洗热水澡，否则易引起全身血管扩张、增加耗氧，容易导致缺血缺氧，加重病情。

夏天孩子发热后长疹子，喝金银花露

经常有家长问，孩子夏天发热后身上起了许多红疙瘩，怎么办？这其实是孩子夏天外感过后有热毒的表现症状。这种情况，可以喝金银花露驱除热毒。

金银花露，清热解毒效果好

金银花露，主要解决孩子夏天外感过后有热毒的问题。孩子发热后会起各种疹子，怎么办呢？家长注意观察一下，只要是热症引起的，也就是舌头是红的，可以给孩子用金银花露。

金银花露是通过金银花蒸馏而成的，药性平和，有清热解毒的作用。对孩子在夏天起的各种疹类，尤其是将发热透发的疹类中的热毒散发出来，效果很好。

金银花露怎么用

如果孩子发热后出了疹子；或者夏天天热，孩子身上起了各种疙瘩，舌头是红的，就可以给孩子喝金银花露来清新解表。

金银花露各大药店都有销售，有些淡淡的甜味，很好喝。买来可以遵照医嘱或按照说明书服用。

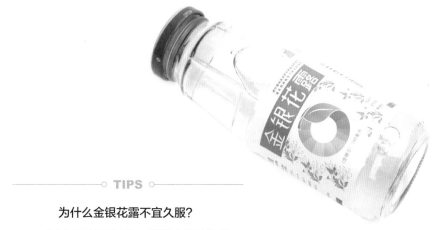

───○ **TIPS** ○───

为什么金银花露不宜久服？

家长千万不要认为，既然金银花露好，就把它当饮料给孩子喝。这是不行的，只要喝上两天，把热毒排解出来就可以了。

孩子发热了，不能吃什么

孩子发热期间，有一些食物是不建议食用的，否则会加重症状。

不吃生冷食物

生冷，指的是生的和冷的食物，凉性的瓜果，如西瓜等，都不能吃；雪糕、冷饮等也要慎食。为什么要禁吃生冷呢？以风寒发热来说，本来孩子此时体内就有风寒邪气，又吃一些比较寒的东西，这相当于雪上加霜。

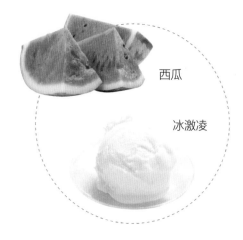

西瓜

冰激凌

不吃黏滑难消化的食物

黏滑食物，就是具有黏性和滑性的食物，如糯米饼、巧克力、汤圆等，这些黏滑食物吃多了难消化，不利于邪气排出。

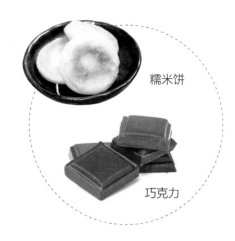

糯米饼

巧克力

不吃肉类

肉类不易消化，吃到肚子里容易化热，比如烤肉、炖肉等吃多了，人就会觉得很热。这种热不在肌表，而在胃里，并且不好消化，所以发热期间尽量不吃肉类。

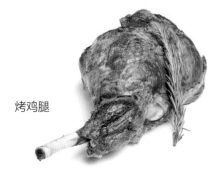

烤鸡腿

孩子发热，
什么情况下必须找大夫

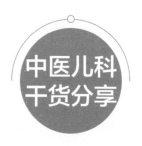

中医儿科
干货分享

孩子一般的发热，和咳嗽、拉肚子一样，只是一个普通症状，并不可怕。但如果孩子持续高热不退，并伴有以下的表现，就要引起注意了。

低热不退，精神萎靡

孩子本来很活泼，但是发热后变得精神不振，体温一直不超过 38.5℃，老是想睡觉，这说明孩子阳气不够充足，跟邪气打仗时已处在劣势。这种情况需要及时找大夫诊治。同时配合推拿疗法"推三关穴"，帮助孩子及时培补阳气。

推三关穴：用拇指桡侧面或中间三指从腕推向肘，推 100～300 次。

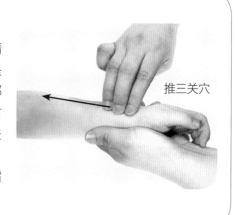

推三关穴

精神亢奋，角弓反张

孩子高热后突然变得烦躁，不停哭闹，吃饭不香，睡觉不踏实，这些情形，家长要特别留意了。孩子处在发热导致的亢奋状态，可能会引起"高热惊厥"，如果不及时调理，可能会导致"角弓反张"现象，即头往后仰，后背后挺，两脚绷直，就像一张反向张开的"弓"。这时，必须找大夫治疗。去找大夫的路上，可用掐揉小天心等方法镇静安神来救急。

掐小天心：用中指指腹掐揉小天心5～20 次。

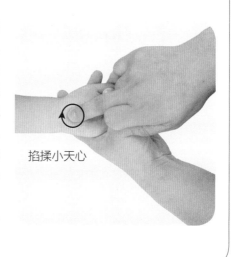

掐揉小天心

孩子感冒起初流清鼻涕，逐渐转黄鼻涕，有人说是有炎症了，有人说是快好了，哪种说法对？

这是由风寒感冒转为风热感冒的常见症状。孩子患了风寒感冒会流清鼻涕、咳白痰。如果未及时调理，风寒化火，就转为风热感冒，表现为咳黄痰、流黄鼻涕。这种情况下做调理，主要在于驱散内热，可以给孩子用金银花和薄荷煎茶饮，服用。

孩子爱感冒，是不是可以补充维生素 C？

孩子感冒可以补充一些维生素 C，能缓解孩子感冒。建议适当摄取一些维生素 C 含量高的水果和蔬菜，像番茄、橘子、菠菜等食物，还要多喝水。

孩子咳嗽但不会吐痰，怎么办？

婴儿还不会吐痰，怎么办？可以给孩子拍背帮助他排痰。具体方法是，在孩子剧烈咳嗽时，或是进食后 2 小时，让孩子横向俯卧在家长的大腿上，空心掌，用手腕的力由下往上、从外到内给孩子拍背。手劲要适度，能感觉到孩子背部有震动就可以了。

咳嗽吃药老不好，3~5 月份最容易复发，怎么办？

孩子很可能是正气不足，脾胃虚弱，导致外邪侵肺而咳嗽。这需要平时给孩子补脾。可在平时给孩子喝一些淮山水。用 30 克干淮山熬水，熬半小时即可，熬好后当水喝。经常饮用，可补脾固本，预防咳嗽。

孩子长期反复发热，怎么办？

孩子出现长期反复的发热，尤其是高热，一定要到医院接受治疗。

孩子发热初期有哪些容易被家长忽略的小征兆？

怕冷是发热前期的一种表现，测量体温时可能还不到 38℃。但此时孩子会出现皮肤苍白、手脚发凉、无汗、畏寒、肌肉酸痛、无力等。

孩子不尿床、长大个、更聪明，养好肾是关键

孩子经常尿床，最简单的方法是固肾

孩子为什么在床上"画地图"

尿床是孩子很常见的毛病。一般情况下，在3~4岁的时候才能控制排尿，如果五六岁以后还经常尿床，并且每周尿床2次以上，且持续大约半年时间，就可诊断为小儿尿床，医学上称为小儿遗尿。

提到小儿尿床，不少家长有个错误的认识，觉得孩子尿床没什么关系，孩子还小，长大了就不会了。其实，这种想法是不对的。如果不及时调理，有些孩子到了上小学的年龄仍然尿床，这对孩子的心理伤害很大。

小儿尿床，多跟肾气不固有关系

中医认为，肾主膀胱，肾气不足就不能固摄膀胱中的尿液，于是就表现为尿床。这类孩子的特点是四肢冰凉、精神不好、体质差。调理小儿尿床，要以补肾止遗为主。

韭菜子饼，温肾止遗效果好

取10~15克韭菜子，用擀面杖碾细碎，与面粉和在一起烙饼，当点心给孩子吃，每天吃1个即可。韭菜子有温肾止遗功效，对于肾气不固引起的遗尿效果佳。

尿床的孩子，发育差、问题多

在门诊中发现，那些经常尿床的孩子大多不喜欢说话，性格较孤僻、忧郁。研究机构还发现，尿床的孩子大多记忆力差、反应慢、智商比正常儿童低。不注意调治，孩子的身体发育状况会受到影响，比如智力不发达、长不高等。

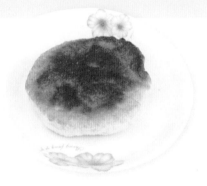

韭菜子饼

蜂蜜核桃，固精补肾止小儿尿床

尿床，是不少孩子都存在的问题。家长既不要听之任之，也没必要大惊小怪，否则会给孩子带来心理负担。平时给孩子吃补肾固精的食物，能调理小儿尿床。

核桃和蜂蜜，补肾填精止遗尿

核桃有补血养气、补肾填精等功效，可以固摄尿液，调理小儿遗尿；蜂蜜可温补肾阳，有固精止遗的功效。将核桃和蜂蜜放在一起炒食，对于调理小儿尿床效果很好。

蜂蜜核桃

材料 核桃肉 100 克，蜂蜜 10 克。

做法

1. 将核桃肉清理干净，放入锅内干炒。
2. 待核桃肉发焦时，淋上蜂蜜，即可盛出。

功效 补肾填精，止遗尿。

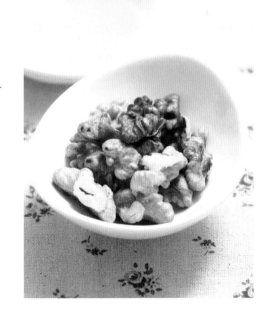

⚬ TIPS ⚬

为什么妈妈不必刻意训练特别小的小朋友自己大小便？

孩子一岁半以后，有的妈妈就开始训练他们自己大小便。需要特别强调的是，在孩子还没有完全发育好之前，强制训练大小便只可能适得其反。随着孩子逐渐长大，自我控制感不断加强，再对孩子进行如厕训练，比如告诉孩子卫生间在哪里，如何使用坐便器等，孩子会逐渐学会如何如厕。

四味猪肚汤，温肾散寒固小便

如果孩子每晚遗尿不止一次，尿频尿多，并伴随有神疲乏力、面色苍白、怕冷、下肢无力等症状，多为脾肾虚寒所导致，调理以温肾散寒为主。常给孩子吃四味猪肚汤，能够调理孩子尿频。

桂圆、淮山、莲子、红枣，温肾健脾效果好

孩子经常尿床，普通的食物就是很好的调理妙药。经常用的四种食物有桂圆、淮山、莲子、红枣，合称"四味"。

食物	性味归经	功效
桂圆	性温，味甘；归心、脾、肝、肾经	温阳补肾，止遗尿
淮山	性平，味甘；归肺、脾、肾经	固精益气
莲子	性平，味甘、涩；归脾、肾、心经	健脾补肾，止遗尿
红枣	性温，味甘；归脾、胃经	温阳暖体

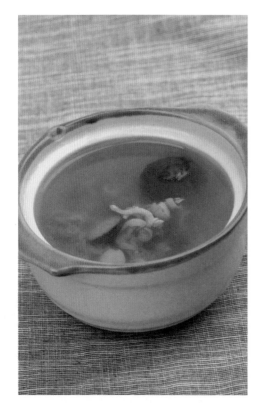

四味猪肚汤

材料 猪肚 200 克，莲子 10 克，桂圆肉 6 克，淮山 12 克，红枣 6 枚。

调料 盐 1 克。

做法

1. 莲子、桂圆肉、淮山、红枣用水洗净；猪肚切丝。
2. 将猪肚放入砂锅，倒入沸水，盖严盖子，煮 3 分钟。
3. 把水倒掉，把莲子、桂圆肉、淮山都放入砂锅中，再次倒入沸水至满，盖严盖子再煮 3 分钟。
4. 再次把沸水倒掉，这样砂锅得到充分预热后，加入红枣，再次倒满沸水，盖严盖子，焖烧至猪肚熟烂，加入盐，搅拌一下即可食用。

功效 温脾补肾，调理小儿遗尿。

孩子爱尿床，肉桂丁香末敷肚脐见效快

孩子爱尿床，根本原因是脾肾阳虚，调理以温补脾肾为主。中医贴脐疗法，调理肾虚尿频有独特的疗效。肚脐在中医上称为"神阙穴"，是"真气往来之门"，在神阙穴上贴敷，可使药性直接作用于泌尿系统。

肉桂丁香末敷肚脐止小儿遗尿，见效快

邻居的孩子今年6岁了，每晚都尿床，这么大的孩子晚上还穿纸尿裤。另外，这孩子舌苔白厚，不爱吃饭，并且大便次数偏多。我告诉邻居一个外用药方——肉桂丁香末敷肚脐。用了两天后孩子就不再天天尿床了。十几天后，隔两三日用一次，又用了几次，孩子就不尿床了。

肉桂、丁香，暖胃助阳止遗尿

肉桂不仅是常用的调味品，可健脾开胃、行气化食，而且也可以入药疗疾，为中医"五大味"之一。肉桂的热性，可以驱除孩子体内的寒气，可温肾暖阳、止遗尿；丁香性温、味辛，归脾、胃、肾经，具有温中降逆、暖肾助阳的功效，可调理孩子脾肾虚寒引起的尿频、遗尿。将肉桂和丁香制成末，外敷在孩子肚脐上，温肾暖阳的效果较好。

肉桂丁香末敷肚脐

材料　肉桂、丁香各100克。

做法　将两种药加工成极细的药末，用黄酒调成糊状，捏成一元硬币大小。

用法　临睡前把药糊敷在孩子的肚脐上，外盖纱布固定，每天1次，5天为一疗程，用至孩子不尿床后，隔两三日再敷一次，可再用3~5次。

功效　健脾暖肾，止小儿遗尿。

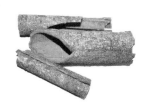

肉桂
温肾暖阳

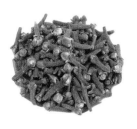

丁香
暖肾助阳

古方缩泉丸，千年流传的治小儿尿频方

小儿遗尿，多跟肾气不固很有关系。中药里面有个缩泉丸（以补肾缩尿为主），专治尿频、遗尿。

经典古方补肾，专治遗尿

缩泉丸是一个古典名方，由益智仁、乌药、山药组成。益智仁是君药，具有温补脾肾、固精气、缩小便的作用。乌药是臣药，可以调气散寒，除膀胱肾间冷气，止小便频数。山药是佐药，可以健脾补肾，固涩精气。这三味药合用，可以"温肾祛寒，使下焦得温而寒去，则膀胱之气复常，约束有权，溺频遗尿可痊愈"。

如果药店有此药，家长可以买来照说明书服用即可。如果没有，大家可去买来益智仁、乌药、山药，自己给孩子熬制使用。

家庭自制缩泉丸

材料 乌药 3 克，炒山药 12 克，益智仁 5 克。

做法

1. 上述药加水 100 毫升，大火煎开，小火煎 30 分钟，滤出药汁。
2. 二煎加水 80 毫升，煎 15~20 分钟，滤出药汁，和第一煎混匀。

用法 分早晚两次饭前服用。如果服药三天无效，需去医院。

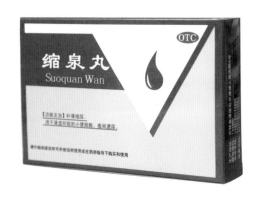

补肾经，揉涌泉穴、按揉气海穴，小儿遗尿轻松调

调理孩子肾虚遗尿，小儿推拿疗效显著，并且没有不良反应。只需推拿孩子手和脚上的一些穴位，就能轻松调治遗尿。

补肾经，温补下元止遗尿

精准定位：小指掌面指尖到指根成一直线。

推拿方法：用拇指指腹从孩子小指尖向指根方向直推为补肾经，100~200 次。

主治功效：补肾经能补肾益脑、温补下元，主治孩子肾虚遗尿等。

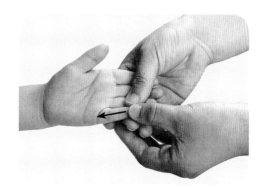

揉涌泉穴，健胃益肾止遗尿

精准定位：足掌心前 1/3 与后 2/3 交界处。

推拿方法：用拇指指腹按揉孩子涌泉穴 50~100 次。

主治功效：按揉涌泉穴可健胃益肾、退热除烦、止遗尿。

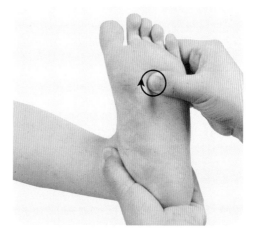

按揉气海穴，培补肾气

精准定位：脐下 1.5 寸处。

推拿方法：用拇指、中指或掌根按揉孩子气海穴 100 次。

主治功效：气海穴是理气要穴，可以疏通气机、培补肾气，止孩子遗尿。

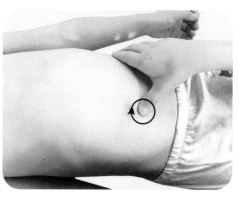

尿床孩子心理负担重，爸妈的抚慰最重要

孩子的成长过程中，从尿床到学会如厕，是孩子正常的生理发育过程，伴随的是垂体机制的成熟。父母要正确看待孩子尿床的行为，并想法帮助孩子克服尿床，而不是在孩子尿床后埋怨、指责孩子。不要对孩子说"尿床了，不害羞吗""你多大了还尿床"这类话，更不要将孩子尿床的事当成笑话跟周围的人讲。多数情况下，对于孩子尿床这件事，父母的理解和包容最重要。

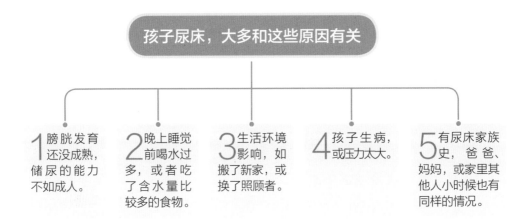

孩子尿床，大多和这些原因有关

1 膀胱发育还没成熟，储尿的能力不如成人。

2 晚上睡觉前喝水过多，或者吃了含水量比较多的食物。

3 生活环境影响，如搬了新家，或换了照顾者。

4 孩子生病，或压力太大。

5 有尿床家族史，爸爸、妈妈，或家里其他人小时候也有同样的情况。

孩子尿床，爸妈应该怎么办

孩子小时候不要把尿。从小就把尿的孩子，由于缺乏憋尿的经历，膀胱括约肌得不到锻炼，会导致膀胱容量小、憋不住尿，反而容易尿频、尿床。因此建议孩子小时候不要给他把尿。

耐心等待。随着孩子的生长发育，膀胱的功能也会越来越成熟，尿床的现象会随之减少。这需要孩子、父母都耐心等待。

调整生活方式。晚上睡觉前，不让孩子喝太多水，或进食太多含水较丰富的食物，如西瓜、哈密瓜、橘子、梨等。

安抚孩子。告诉孩子，尿床不是大不了的事情，没必要感到羞愧。家长要帮助孩子树立信心。

给孩子更多的关心。孩子失落、生病或者感到自己不受父母关心时，也可能引起尿床。建议父母给孩子高质量的陪伴，让他体会到父母的爱，孩子焦虑减轻了，尿床的现象就会减少。

孩子不长个，强健骨骼需补肾

孩子长不长个主要取决于肾

孩子长高个，是每一位父母的期待。有一些孩子，个头总是比同龄孩子矮，这主要是肾功能发育不健全引起的。中医认为"肾主骨"，即肾充养骨骼。孩子肾功能发育完善，骨骼就会健壮，必然长高个。

肾有掌控骨骼生长的功能

如果孩子肾精充足，骨质就会得到很好的滋养，骨骼发育就会良好，个头就会长得高；如果肾精不足，骨骼就得不到很好的滋养，就会影响长个儿。

肾功能失常，骨骼就会生长缓慢

小儿肾功能失常，就会表现为骨骼发育不良或生长迟缓，骨软无力等。孩子要长高个，就得补肾。

孩子补肾壮骨，时常按揉手中三个补肾穴

对于一些因肾功能失常导致骨骼发育不良的孩子，家长平时可多帮孩子推拿手上的三个穴位：肾经、肾顶、肾纹。长期坚持，可以使孩子更聪明、强壮。

具体操作方法如下。

补肾经：用拇指顺时针揉孩子左手小指的螺纹面120次左右。

掐肾顶：拇指和食指并拢，掐按孩子左手小指的肾顶3~5次。

揉肾纹：用拇指按揉孩子左手小指的肾纹150~200次即可。

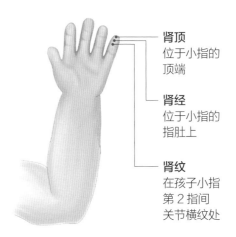

肾顶
位于小指的
顶端

肾经
位于小指的
指肚上

肾纹
在孩子小指
第2指间
关节横纹处

家有壮儿膏，孩子长得高

有一些父母期待子女长个儿，时常买一些促进增高的保健品。结果孩子的个头没见长多少，却搞得孩子经常生病。这就陷入了盲目的"拔苗助长"的怪圈。孩子不长个，要从根本上找原因，补肾是最直接简单的方法。

要根据孩子的体质做补养

孩子的体质异于成年人，中医有句话是"阳常有余，阴常不足"，这说的就是孩子体质的特殊性。所以家长不能给孩子滥补，补多了，孩子吸收不了。

自制壮儿膏，让孩子长得高

山药性温，味甘、性平，归肺、脾、肾三经，所以既能强健孩子的脾，又能入肺经来强壮他的肺，还能入肾经来培补孩子的先天之本；桂圆肉能入心脾，起到宁心安神的作用；山楂可以给孩子消食、通肠胃。

将山药、桂圆肉、山楂制成膏剂，既能补孩子的肾，又能健脾益肺，还可以让孩子长得高。这适合大多数孩子的体质，孩子吃了壮儿膏，有病治病，无病强身。

壮儿膏

材料 山药 500 克，桂圆 500 克，新鲜山楂 3 个。

调料 冰糖粉少许。

做法

1. 山药洗净，去皮；桂圆去皮去核，取肉；山楂洗净，晾干后去核。
2. 把山药、桂圆肉、山楂放在榨汁机里打成汁后，加入少许研碎的冰糖粉，拌匀，放在蒸锅里隔水蒸 1 小时，壮儿膏即可做成。

用法 因为山药里面含有淀粉，制成的壮儿膏就像孩子们爱吃的果冻，吃起来口感好，还有点甜，孩子们都喜欢吃。学龄前的孩子每次吃 2 勺，每日 3 次，做 1 次能吃 1 周。学龄期的孩子一次稍微吃多一些，做 1 次能吃 5 天，每个月做 1 次即可。

功效 健脾补肾，强壮骨骼，促进儿童生长发育。

李大夫医案

壮儿膏，帮孩子长得高大、健壮

有一次，一个妈妈带着 5 岁的孩子来找我。她说，孩子比同龄人矮，还有就是时常手脚冰凉。问我有什么好的方法给孩子调理身体。我教孩子的妈妈做一款壮儿膏：将山药、桂圆肉、山楂制成膏，平时给孩子服用，可以强身健体。

花生猪蹄汤，补肾强骨骼促增长

让孩子长个儿，药补不如食补。很多普普通通的食材，都是促进增长的"明星"。平常给孩子吃一些补肾强骨的食材，能够促进孩子骨骼生长，身体发育。

花生搭配猪蹄，类似于"熊掌"的美味佳肴

中医认为，猪蹄性平，味甘咸，具有补虚弱、填肾精的功效。营养学认为，猪蹄脂肪含量也比肥肉低，可以促进儿童生长发育、增强记忆力；花生含有维生素 E 和锌，常吃能够增强大脑记忆，促进儿童智力开发。将花生和猪蹄一起炖汤，促进生长发育的功效更佳。

花生猪蹄汤

材料　猪蹄 500 克，花生仁 50 克，枸杞子 3 克。

调料　盐 2 克，姜片 5 克，葱花 5 克。

做法

1. 将猪蹄洗净，刮干净皮毛；花生仁用清水提前浸泡半小时。
2. 将猪蹄切成块，锅内放入适量清水。清水煮沸腾后，放入切好的猪蹄，大约煮 3 分钟，盛出。
3. 锅中倒水烧开，放入猪蹄块、花生仁、姜片煮开，转小火煮至猪蹄软烂，加枸杞子、盐再煮 5 分钟，撒上葱花即可（建议每周食用 1 次）。

功效　促进血液循环，增强记忆力，促进生长发育。

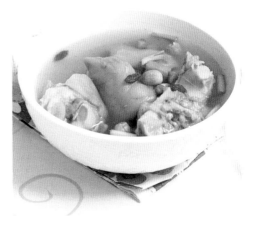

—○ TIPS ○—

如何挑选猪蹄？

做花生猪蹄汤，首先要挑选前蹄，前蹄皮厚筋多活肉多，后蹄骨头大皮薄肉少。特别要注意一点，颜色发白，看似虚胖的，可能是双氧水浸泡的猪蹄，不建议购买。

揉命门穴和涌泉穴，增高助长有奇效

让孩子长高个儿，是每位父母的期望。如果要想充分发挥孩子身高增长的潜力，首先要保证均衡的饮食营养和充足的睡眠。在这些基础上，配合一些有利于孩子长高的推拿，会有不错的效果。

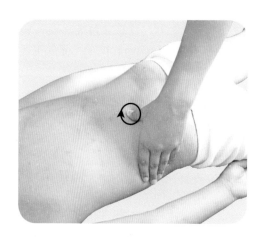

按揉命门穴，补肾气、强骨骼

精准定位：第二腰椎棘突下方即是命门穴，位于脊椎上。

推拿方法：孩子取俯卧位，用拇指在孩子命门穴上按揉10～30次。

取穴原理：按揉腰部命门穴，可以培补肾气。肾主骨，肾气旺盛才能有效激活骨骼的功能。骨骼正常生长，孩子的个子才能长高。

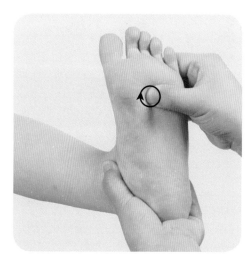

按揉涌泉穴，促进骨骼发育

精准定位：足掌前1/3与后2/3交界处。

推拿方法：用拇指指端按揉孩子涌泉穴50～100次。

取穴原理：按揉涌泉穴可补肾壮骨，使孩子身体增高，骨骼发育健全。

中医说的"五迟五软"是怎么回事

"五迟五软"是小儿生长发育障碍的常见病症，也是肾虚的典型症状。五迟是指立迟、行迟、语迟、发迟、齿迟；五软是指头项软、口软、手软、足软、肌肉软。中医认为，五迟五软主要是由于小儿肝肾不足，不能荣养筋骨，筋骨、牙齿就会生长发育缓慢。调理五迟五软需补养肝肾，强筋壮骨。

父母巧护理

1. 孩子出生后要尽量进行母乳喂养，及时添加辅食，保证营养需求。

2. 多与孩子进行语言交流，以帮助患儿开启心智。

3. 带孩子多做户外活动，加强体格锻炼，增强体质。

特效推拿调理

补肾经

精准取穴： 小指掌面指尖到指根成一直线。

推拿方法： 用拇指指腹从孩子小指尖向指根方向直推肾经 20~50 次。

功效主治： 补肾经能补肾益脑、强健骨骼，可促进孩子生长发育。

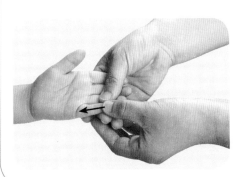

按揉肝腧穴

精准取穴： 在背部，肩胛骨下角水平连线与脊椎相交椎体处，往下推 2 个椎体，其下缘旁开 2 横指处即是肝腧穴。

推拿方法： 用拇指指腹按揉孩子肝腧穴 30~50 次。

功效主治： 按揉肝腧穴可补养肝肾，使筋骨健壮。

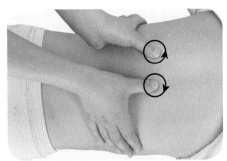

要让孩子更聪明，健脑也要补肾

健脑补肾双管齐下

肾为先天之本，孩子的生长发育，以及骨骼、脑髓、牙齿等的形成均与肾有密切的关系，肾精充盛的孩子才聪明。

孩子大脑的营养来源于肾精

中医认为"肾主骨生髓通于脑"，因为肾是藏精的，精是生髓的，因此肾功能的好坏会影响到脑的功能。髓可分为骨髓、脊髓、脑髓三部分。骨髓藏于全身骨骼中，能起到营养骨头的作用。脊髓和脑髓是相通的，骨髓汇聚到脊髓，最终又汇入脑髓中，所以中医将脑称为"髓海"。脑髓是人体的精华，是由肾精化生的。

肾精充盛的孩子才聪明

孩子肾精充盛则髓海充盛，继而能够维持和促进大脑功能，就会聪明。相反，一个孩子如果肾精虚弱，髓海不足，就很容易出现智力发育迟缓。

益智仁猪肚汤

材料 益智仁 10 克，莲子、芡实、淮山各 4 克，猪肚 1 个。

做法

1. 将益智仁煎汤去渣，将莲子、芡实、淮山泡入益智仁汤中 2 小时，再装入洗净的猪肚内。
2. 一起放入炖锅中，小火煮 2 小时左右，即可食用。

功效 益智仁可补肾固精，提高记忆力；莲子可养心安神，健脑益智；芡实益肾固精，健脑；淮山可健脾补肾。

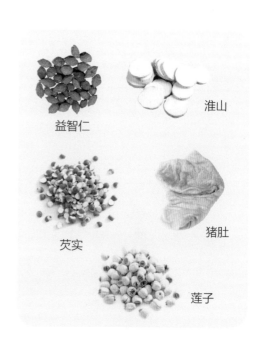

益智仁

淮山

芡实

猪肚

莲子

黑芝麻大米粥，益肾健脑记性好

经常喝粥，是孩子补肾健脑的好方法。孩子食粥，可以补养气血，促进增长，还能够帮助消化，预防积食发热等病症。

黑芝麻可补肾健脑

中医认为，黑色食物对肾脏有很好的保护作用。黑芝麻性平，味甘，归肝、肾经，可以"填骨髓、补虚气"。孩子平时吃黑芝麻，补肾健脑的作用很好，有利于促进脑细胞健康发育。黑芝麻和大米一起搭配煮粥，更能促进孩子消化吸收。

黑芝麻大米粥

材料 黑芝麻 15 克，大米 30 克。

做法

1. 拣去黑芝麻中的杂质，把黑芝麻倒进滤网中，冲洗干净，晾干。
2. 把晾干的黑芝麻倒在电饼铛上，用铲子不停搅拌，炒至有香味即可。
3. 用擀面杖在菜板上把炒熟的黑芝麻压碎，待用；大米用水淘洗干净，备用。
4. 锅中加入适量水烧开，倒入大米，用勺子搅拌几下，小火煮 20 分钟，倒入压碎的黑芝麻；用勺子不停搅拌，搅拌至粥黏稠即可。

功效 健脑益智，增强专注力和记忆力。

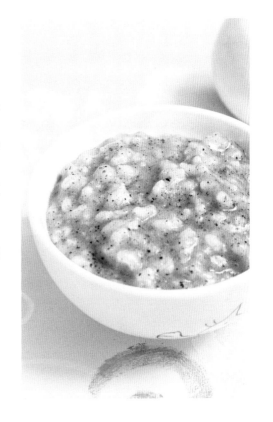

○ TIPS ○

黑芝麻压碎食用，为什么有利于孩子消化？

芝麻连皮一起吃不容易消化，压碎后不仅有股迷人的香气，更有助于孩子消化吸收。

枸杞水泡脚，护好孩子先天之本

孩子先天不足，其虚在肾，后天体弱则虚在肝。但肝肾同源，肾虚，肝就会受到连累，最后肝肾同虚。孩子肾虚，就会手足冰冷、四肢不温、智力发展缓慢；肝虚，就会胆小、怯懦、少气乏力。如果孩子出现这些症状，可以用枸杞水给他泡脚。

睡觉前给孩子泡脚是最好的补药

有个叫玲玲的 5 岁小女孩，平时手脚总是冰凉，个子也不高，智力发育也比同龄孩子晚一些。妈妈以为玲玲体虚，时常给她吃补药和保健品。吃完补品后，孩子很快就会烦躁、口干、发热，甚至鼻出血。这种先天不足的孩子，补的时候一定要循序渐进，一点点地补，而且要从根源上补，就是补肾。我没让玲玲吃补品，而是让她的妈妈在睡觉前给她用枸杞水泡脚。

过了一年多我见到玲玲，个子明显长高了。她妈妈说，现在孩子手脚不凉了，遇事也会积极思考问题。

需要注意一点，给孩子泡脚不能用过热的水，否则可能导致孩子扁平足。

枸杞子性情平温，补脑益智作用好

《神农本草经疏》中说：枸杞子，润而滋补，兼能退热，而专于补肾、润肺、生津、益气，为肝肾真阴不足、劳乏内热补益之要药。枸杞子性情平温，作用和缓，不像其他补益药，一吃就上火，再通过睡前泡脚的方式来补，药效就更和缓了，更有利于孩子使用。

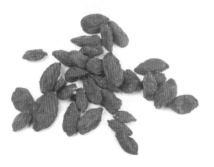

枸杞子泡脚

材料 枸杞子 15 粒。

做法

1. 烧水的时候放点枸杞子进去，每次放 15 粒就可以了，烧出来的枸杞水是淡红色的。

2. 泡脚前先给孩子搓搓脚，等到搓热了再给孩子泡脚，泡上 20 多分钟，直到水不热为止。

3. 泡完后，孩子脚面上会沾点枸杞的红色，不必用清水去洗，也不要马上用布擦干，稍晾一会儿再擦干。

功效 补肝益肾，弥补孩子先天不足。

揉百会穴、补肾经健脑补肾，孩子聪明

促进孩子的智力开发，让孩子头脑聪明，是每位父母的希望。通过揉按穴位，就能起到改善脑部血液循环、增强记忆等益智强脑的独特效果。

揉百会穴，健脑益智

精准取穴： 在头顶正中线与两耳尖连线的交点处。百会穴在孩子 2~3 岁才能完全长好出现。

推拿方法： 用拇指端轻轻揉按孩子百会穴 10~20 次。

功效主治： 揉百会穴可促进儿童脑部发育，有健脑益智的作用。

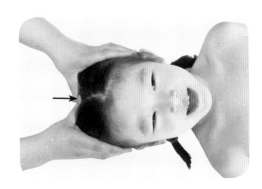

补肾经，促进孩子生长发育

精准取穴： 小指掌面指尖到指根成一直线。

推拿方法： 用拇指指腹从孩子小指尖向指根方向直推肾经 100~300 次。

功效主治： 补肾经能让小儿肾精逐渐充盛，肾气逐渐充足，促进生长发育。

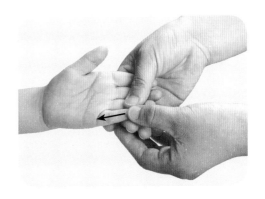

◦ TIPS ◦

孩子健脑补肾，怎么吃坚果？

杏仁、核桃、松子、榛子等坚果是很好的补脑食物，但不适合孩子直接进食，尤其是 1 岁以下的孩子，因此需要将这些食物用磨碎机磨成粉状，然后混配成菜谱或加在三餐中，可以增加口感，促进孩子进食。

李大夫答疑
这些问题爸妈最关心

开发孩子智力，为什么要从补肾做起？

中医认为，肾为先天之本，肾藏精，主骨生髓，髓上充于脑。肾精的充盈和脑力的发育关系密切，补肾经可补肾益脑，温养下元。

4 岁的男孩膝盖总是疼，是怎么回事？

孩子膝盖疼，最常见的是生长痛。生长痛多发生在学龄期前后孩子生长发育快的春季，主要与这一时期儿童活动量相对增多，长骨生长较快，局部肌肉筋腱生长发育不协调有关。生长痛主要表现为肢体的疼痛，以两下肢大腿部位多见。特点是一般较轻，多为双侧疼，疼痛持续时间较长，有时可达数月或更久，疼痛时间多发生在下午和晚间，疼痛经一夜休息就会消失。生长痛是一种生理性疼痛，是暂时的，过一个时期就会好的。

我家孩子个子偏矮，是矮小症吗？

矮小症的特征是生长迟缓、身高增长比同年龄、同性别儿童的标准低；在幼儿园内比同班级的小朋友矮半头（5~10 厘米），在中学里，他会比同班同学矮一头（10~20 厘米）。如果孩子属于这种情形，就可能是矮小症了。发现孩子较同龄人矮小就应及时到医院检查、治疗，不要盲目地使用增高药、保健品，以免错过最佳治疗时机。

我家孩子五岁半，女孩，最近晚上睡着半个小时后就出汗，脑门头发都湿了，后背也出汗，手心还烫，这是怎么回事？

中医称这种情况为小儿盗汗。盗汗是指孩子在睡觉时全身出汗，醒来汗止。中医认为小儿盗汗是体内阴阳失调的表现，多与心、肺、肾三脏阴虚有关。一般来说，常见的小儿盗汗主要是由于气阴两虚、阴虚火旺所致，多是由于脾胃积热引起的盗汗。可取红枣 4 枚，小麦 15 克，乌梅 10 克，冰糖少许，水煎，代茶饮用，每周 2~3 剂，可补虚敛汗。

普普通通的食材，
是滋养孩子脾肺肾之物

这些食物健脾胃，让孩子爱上吃饭

小米健脾，孩子胃口好不厌食

小米，又称粟米，是我国古代的"五谷"之一。小米比大米的营养价值高 2~7 倍，所以小米被营养专家誉为"保健米"。常吃小米，可以强健孩子脾胃，调理积食、厌食问题。

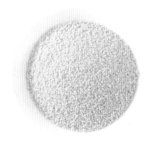

盛产季节：10~11 月份

性味归经：性凉，味甘、咸；归脾、胃、肾经

营养成分：维生素 B_1、维生素 B_2、铁

食用年龄：6 个月以上

推荐食用量：每天 20~30 克

哪些孩子不宜吃：气滞、小便清长的孩子

常吃小米，可防孩子消化不良

中医认为，黄色食物有健脾益胃的功效，孩子常吃黄色食物可以促进消化。《滇南本草》中记载："粟米，味咸，微寒。主滋阴、养肾气、健脾胃，暖中反胃服之如神。"小米（粟米），能健脾胃，防止消化不良。平时脾虚、消化不好的孩子，可以取小米煮粥食用。

如何辨别新米、旧米、染色米

新米颜色微黄、色泽鲜艳，有一股小米的正常气味；旧米则色泽比较晦暗。

染色后的小米，闻起来有染色素的气味；用手搓米，手掌发黄就可能是商家添加了色素。

这样吃，对孩子脾胃最好

1. 小米熬粥时，应该等水沸腾后再加入小米，这样煮出来的小米粥比较黏稠，更有利于营养吸收。

2. 小米等谷类中缺乏赖氨酸，而豆类赖氨酸含量较高，二者搭配可实现氨基酸互补，提高营养价值。

让孩子更爱吃的做法

小米和南瓜一起煮粥。取小米 50 克，南瓜 100 克，放在锅里一起煮粥。不仅健脾胃效果佳，而且口感滑腻、口味佳，孩子爱喝。

小儿健脾益胃食谱

鸡肝小米粥

材料 鲜鸡肝、小米各 100 克。

调料 香葱末少量。

做法

1. 鸡肝洗净，切碎；小米淘洗干净。

2. 锅中放水煮沸，加小米熬煮。

3. 粥煮熟之后加鸡肝碎，继续煮熟，撒上香葱末即可。

功效 小米具有健脾养胃、养心安神的功效，搭配补肝养血的鸡肝食用，对孩子因脾胃虚弱引起的消化不良效果很好。

烹调小妙招 熬小米粥时，只要在粥锅内点上几滴食用油，即使急火熬煮，粥也不会溢出锅外，而且熬出来的粥更加可口。

小米面蜂糕

材料 小米面 100 克，黄豆面 50 克，酵母 3 克。

做法

1. 用 35℃ 左右的温水将酵母化开并调匀；小米面、黄豆面放入盆内，加入温水和酵母水，和成较软的面团，醒发 20 分钟。

2. 屉布浸湿后铺在烧沸蒸锅的屉上，放入面团，用手抹平，中火蒸 20 分钟，取出。

3. 蒸熟的蜂糕扣在案板上，凉凉，切块食用。

功效 小米面可健脾除湿，和胃安眠；黄豆面可增强机体免疫功能，促进孩子骨骼发育。

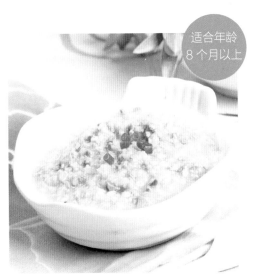

适合年龄
8 个月以上

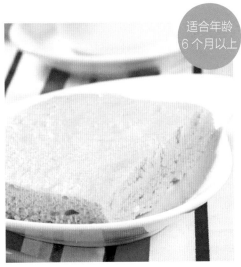

适合年龄
6 个月以上

山药健脾固肾，孩子身体壮

山药又名淮山、薯蓣，肉质洁白细腻、质地柔滑鲜嫩，既可做主粮，又可做蔬菜。据古籍记载，多食山药有"聪耳明目""不饥延年"的功效，对人体健康很有益。

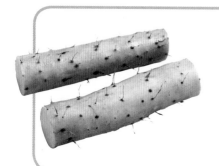

盛产季节： 9~10 月份

性味归经： 性平，味甘；归脾、肺、肾经

营养成分： 薯蓣皂、黏液质、消化酶

食用年龄： 6 个月以上

推荐食用量： 每天 40~50 克

哪些孩子不宜吃： 身体燥热、便秘的孩子

山药，孩子健脾补肺的上品

山药是著名的药食两用之物。《神农本草经》将山药列为上品，给予了山药很高评价，称其"主伤中，补虚羸，除寒热邪气，补中，益气力，长肌肉"。经常给孩子吃山药，不但健脾补肺的效果佳，还有增强免疫功能，促进胃肠运动的作用。

如何选购鲜山药和干山药

鲜山药含淀粉较多，挑选时要用手掂一掂重量，大小相同的山药，较重的更好。同时，注意观察山药的表面，不要有明显的斑痕（烂斑、虫斑、伤斑等）。要着重看山药的断面，肉质呈雪白色说明是新鲜的，若呈黄色，甚至有黑点，就不是新鲜山药。

干山药一定要去正规中药店购买，品质比较有保障。

这样吃，对孩子脾胃最好

1. 食用山药时，应先去皮，以免产生麻、刺等异常口感。

2. 把山药切碎比切成片更容易消化吸收其中的营养物质。

3. 山药和小米一起搭配煮粥，可以健脾益肾，促进消化。

让孩子更爱吃的做法

蜜汁山药，香甜可口，让小朋友胃口大开。山药 150 克，蜂蜜 1 勺。将山药去掉外皮，用清水冲洗掉表面黏液，切成 7~8 厘米长的小段，摆放在盘中；锅中烧开水放入山药，大火蒸 10~15 分钟左右，出锅后稍凉，将蜂蜜浇在山药段上即可。

山药二米粥

健脾益肺

材料 小米、大米各 15 克，山药 40 克，枸杞子 3 克。

做法

1. 枸杞子洗净；大米洗净，浸泡 30 分钟；小米洗净；山药去皮，洗净，用料理机打碎。

2. 锅内放入清水烧开，放小米、大米、山药碎大火煮开后转小火熬煮 30 分钟，加枸杞子煮 10 分钟即可。

功效 山药有生津益肺、补脾养胃的功效。经常食用这道粥，对脾肺虚弱、容易感冒咳嗽的孩子有益。

烹调小妙招 山药削皮后放入醋水中，可以防止变色。

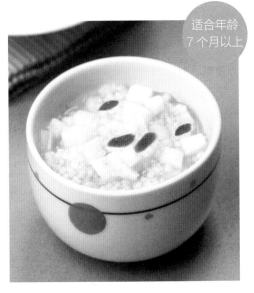

适合年龄
7 个月以上

家常炒山药

健脾养胃，帮助消化

材料 山药片 200 克，胡萝卜片、木耳各 50 克。

调料 葱末、姜末各 3 克，香菜末 3 克，盐 1 克。

做法

1. 将山药片焯一下捞出；木耳泡发，撕小朵。

2. 油锅烧热，爆香葱末、姜末，放山药片翻炒，倒胡萝卜片、木耳炒熟，加盐调味，撒香菜末即可。

功效 呵护脾胃，促进孩子消化吸收。

烹调小妙招 给山药焯水，不仅能够去除黏液，还能保持山药爽脆的口感。

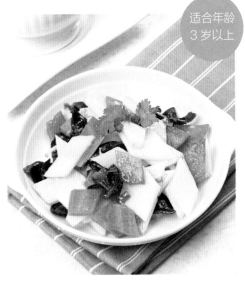

适合年龄
3 岁以上

酸甜的山楂，孩子开胃的圣物

山楂是常吃的开胃佳品，在中国古代还深受宫廷贵族的喜爱。相传，山楂治好了唐代杨贵妃的消化不良。孩子时常吃山楂，可以健脾助消化。

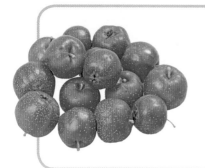

盛产季节：8~10月份

性味归经：性微温，味酸甘；归脾、胃、肝经

营养成分：维生素C、胡萝卜素、钙、铁

食用年龄：1.5岁以上

推荐食用量：每天5~10克

哪些孩子不宜吃：胃酸分泌过多者、口腔疾病患者

山楂能让孩子胃口大开

山楂不仅是孩子喜欢的美味，还是开胃消食的良药。大医学家李时珍说山楂"化饮食，消肉积"，山楂有消食化积的功效，能够帮助消化。

如何挑选新鲜山楂和干山楂片

挑选山楂时，要仔细查看表面有无裂口、虫眼，这种山楂不要选。新鲜山楂，颜色较红亮，果肉质地紧实，所以捏起来感觉较硬，如果捏起来很软，最好不要购买。挑选山楂，要挑个头儿大的，因为这样的山楂果肉较多。

购买干山楂片，挑选时要注意山楂片的形状，切片薄而大的质量好，厚而僵小的质量差。一般来说，皮色红艳、肉色嫩黄的较好。

这样吃，对孩子脾胃最好

1. 山楂适合做成各类点心，如山楂糕、山楂饼，不仅味道佳，而且利于孩子消化。

2. 炖肉时放点山楂，肉容易炖烂，味道也很鲜美，而且有助于孩子消化。

3. 山楂和红枣搭配食用，健脾消食的功效更好，有助于孩子消化。

让孩子更爱吃的做法

将山楂制成果茶，更适合孩子饮用。取山楂500克洗净，去核；锅中加入适量清水，放入山楂，大火煮开后，小火煮至山楂软烂。盛出山楂，凉凉，倒入果汁机中打碎，放入冰箱封藏，饮用时加少许白糖即可。过年过节时，饭菜比较油腻，搭配这款果茶可以化解孩子体内的油腻物质。

山楂红枣汁

材料 山楂 30 克，红枣 3 枚。

做法

1. 山楂洗净、去核、切碎；红枣洗净、去核、切碎。
2. 将山楂碎、红枣碎放入榨汁机中，加适量水搅打均匀即可。

功效 山楂健脾消食，红枣补气养血。两者合在一起打汁，有很好的消食化滞，促进食欲的作用，能有效促进孩子消化。

烹调小妙招 在汁中加少许红糖，更有利于孩子养护脾胃。

山楂酱

材料 山楂 500 克，苹果 250 克。

调料 盐少许，冰糖适量。

做法

1. 山楂洗净，放盐泡 20 分钟；苹果洗净。
2. 把山楂、苹果剖开，去核和脐部，切小块，放在盘子里。
3. 锅里烧两碗开水，放入山楂块和苹果块；煮至山楂块、苹果块透明，放入冰糖，用勺子把山楂块、苹果块搅碎，转小火继续搅，直至酱粘稠，放少许盐搅匀。

功效 山楂可健脾，帮助孩子消化；苹果润肠通便；冰糖可清孩子脾胃燥火。

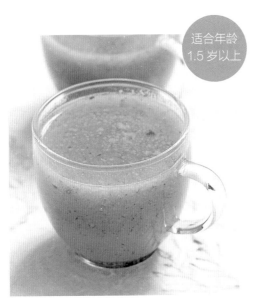

适合年龄
1.5 岁以上

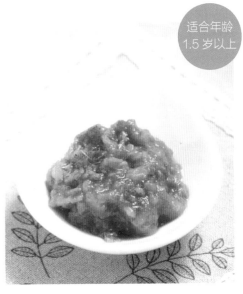

适合年龄
1.5 岁以上

胡萝卜，促进脾胃消化

胡萝卜营养价值很丰富，被称为"小人参"。胡萝卜含丰富的胡萝卜素，胡萝卜素是维持人体健康不可缺少的营养物质，孩子经常吃胡萝卜可以起到健脾胃，提高免疫力的作用。

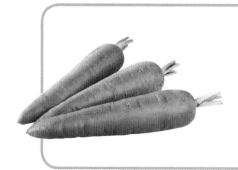

盛产季节：8~10月份

性味归经：性平，味甘；归脾、肝、肺经

营养成分：维生素C、胡萝卜素、果胶

食用年龄：6个月以上

推荐食用量：每天50~100克

哪些孩子不宜吃：肠胃不好的孩子不建议生吃

胡萝卜健脾补血，帮助孩子消化成长

《本草纲目》认为胡萝卜"下气补中，利胸膈肠胃，安五脏，令人健食"。胡萝卜健脾消食的作用很好，可改善小儿因脾胃不和引起的厌食、积食。

胡萝卜中含的胡萝卜素可在体内转化成维生素A，是孩子视力生长发育的物质，对促进婴幼儿发育有重要意义。

如何挑选新鲜的胡萝卜

橙红色，色泽鲜嫩，根茎粗大，匀称顺直，表面光滑，不开裂，无伤烂的为佳。新鲜的胡萝卜叶子一定是呈淡绿色。

尽量选肉厚的胡萝卜，胡萝卜素的含量因部位不同而有所差别。

这样吃，对孩子脾胃最好

1. 由于胡萝卜素主要存在于胡萝卜皮中，在食用胡萝卜时，最好带皮吃。

2. 胡萝卜含的胡萝卜素是脂溶性物质，只会溶解在油脂中，因此，吃胡萝卜用油炸或与肉同炖更好，这样更有助于吸收利用。

让孩子更爱吃的做法

把胡萝卜剁细，放在肉馅中做成丸子，或与其他剁碎的食材做成馅，包入饺子中，隐藏在孩子喜欢吃的菜里面，孩子非常爱吃。

⊸ TIPS ⊸

为什么烹调胡萝卜时不要加醋？

烹调胡萝卜时最好不要加醋，因为醋会破坏胡萝卜素，明显降低胡萝卜的营养价值。

小儿健脾益胃食谱

胡萝卜小米粥

促进消化，防治腹泻

材料 小米 50 克，胡萝卜 60 克。

做法

1. 将小米淘净，熬成小米粥。
2. 将胡萝卜洗净，切块，蒸熟。
3. 将胡萝卜块与小米粥混合，搅拌均匀即可。

功效 这款米粥含有丰富的胡萝卜素、B 族维生素、烟酸等营养成分，有健脾和胃、止腹泻的功效。

香菇胡萝卜面

呵护脾胃，改善积食

材料 菜心 100 克，面条 50 克，香菇、胡萝卜各 20 克。

调料 蒜片 10 克，盐 1 克。

做法

1. 菜心洗净，切段；香菇洗净，切片；胡萝卜洗净，切片。
2. 锅内倒植物油，烧至五成热，爆香蒜片，放入胡萝卜片、香菇片、菜心段略炒，加足量清水大火烧开。
3. 将面条放入锅中煮熟，加盐调味即可。

功效 胡萝卜具有补中益气、滋养脾胃的功效，香菇可健脾胃、益气血。两者一起食用，可以滋养脾胃，帮助消化。

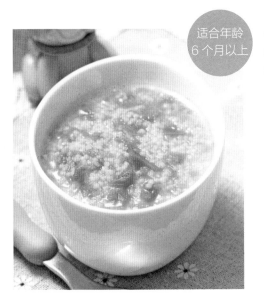

适合年龄
6 个月以上

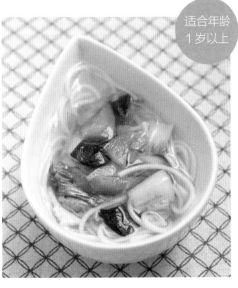

适合年龄
1 岁以上

常吃牛肉，让孩子长得结结实实

牛肉蛋白质含量高而脂肪少，味道鲜美。牛肉是畜禽肉类含锌量最高的食物，且孩子生长需要的其他营养素含量也较丰富。

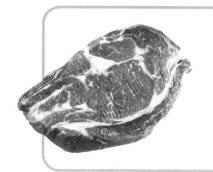

盛产季节： 四季均有

性味归经： 性温，味甘；归脾、胃经

营养成分： 铁、锌、蛋白质、维生素 B_6

食用年龄： 8 个月以上

推荐食用量： 每天 20～50 克

哪些孩子不宜吃： 皮肤病患儿

牛肉补气血，强壮孩子骨骼

牛肉性平、味甘，有补中益气、强健筋骨的功效，可以滋养孩子脾胃，促进消化吸收。牛肉中脂肪含量低，蛋白质含量丰富，包含所有人体必需的氨基酸，对强壮孩子骨骼，促进孩子健康成长有很积极的作用。

如何辨别新鲜牛肉和变质牛肉

新鲜牛肉有光泽感，红色均匀，脂肪洁白或淡黄，外表微微发干或有风干膜，不黏手，弹性好。

变质牛肉外表要么黏手，要么极度干燥，用手指按一下，留有明显的压痕。

这样吃，对孩子脾胃最好

1. 牛肉的纤维组织较粗，结缔组织又较多，应横切，将长纤维组织切断；不能顺着纤维组织切，否则不仅不好入味，孩子还嚼不烂。

2. 给孩子吃牛肉的时候，可以配一杯酸梅汤，这样能够缓解牛肉的燥热之性。

让孩子更爱吃的做法

剁成肉末煮粥、煮汤，也可以给孩子包饺子、烙馅饼。

○ **TIPS** ○

怎样让牛肉快速煮烂？

烹调牛肉时放一些山楂或橘皮，这样牛肉容易软烂，更有利于孩子消化吸收。

牛肉小米粥

补锌，健脾消食

材料 小米30克，牛肉、胡萝卜各20克。

做法

1. 小米洗净；牛肉洗净，切碎；胡萝卜洗净，切小丁。
2. 锅置火上，加适量清水烧沸，放入小米、胡萝卜丁，大火煮沸后转小火煮至小米开花，加牛肉碎煮熟即可。

功效 牛肉含锌丰富，孩子常食可以提高食欲，强壮身体。

洋葱炒牛肉

增强抗病力

材料 洋葱丝150克，嫩牛肉60克。

调料 姜丝、蒜末、葱花、盐、水淀粉、鸡蛋清各适量。

做法

1. 嫩牛肉洗净，切片，加入鸡蛋清和水淀粉拌匀上浆，冷藏1小时备用。
2. 锅中倒油，烧至六成热时放入上浆的牛肉，煸炒至熟，盛出。
3. 锅留底油烧热，爆香姜丝、蒜末、葱花，倒入洋葱丝，放入牛肉，加入盐，炒匀即可。

功效 健脾益胃、帮助消化，提高机体抗病能力。

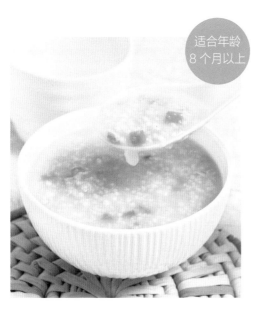

适合年龄
8个月以上

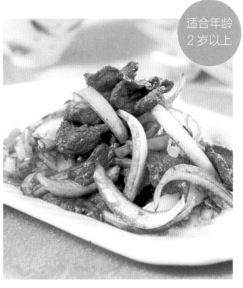

适合年龄
2岁以上

白色食物润肺，孩子常吃不感冒

润肺止咳，吃白萝卜效果好

白萝卜又名莱菔，是一种常见的蔬菜，略带辛辣。李时珍称之为"蔬中最有利者"，食疗和药用皆佳。"冬吃萝卜夏吃姜，一生四季保健康"等谚语广为流传。

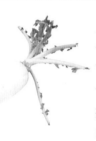

盛产季节：秋冬季
性味归经：性平，味辛、苦；归脾、肺经
营养成分：膳食纤维、钙、磷、铁、钾、维生素 C
食用年龄：6 个月以上
推荐食用量：每天 40~50 克
哪些孩子不宜吃：脾虚泄泻者

白萝卜，润肺止咳效果佳

中医认为白萝卜具有润肺止咳、消食行滞的功效。孩子经常食用白萝卜有润喉理气，止咳化痰，帮助消化的功效，对咳嗽、咳痰、呼吸困难等有食疗功效。

如何选购新鲜白萝卜

购买白萝卜时，挑选颜色白净、肉质坚实的白萝卜。体型较小的味道好，水分多，体型过大的白萝卜口感干硬。

这样吃，对孩子养肺最好

1. 白萝卜顶部到 3~5 厘米处适宜切丝爆炒、做汤、做馅，味道佳。

2. 萝卜中段适宜拌沙拉、做凉菜，也可以炝炒、做汤。

3. 萝卜中段以下到尾部可炒、炖汤、做馅。

让孩子更爱吃的做法

清蒸。将白萝卜制成炖盅灌入蜂蜜，清蒸炖制，常食可预防孩子秋冬季咳喘。但 1 岁以下孩子不能食用蜂蜜。

小儿润肺止咳食谱

白萝卜羊肉蒸饺

材料 面粉 200 克，白萝卜、羊肉各 100 克。

调料 葱末 10 克，花椒水 20 克，盐 1 克，生抽 3 克，胡椒粉少许，香油适量。

做法

1. 将白萝卜洗净，去皮，擦丝，用开水烫过，凉凉后挤去水分。

2. 羊肉洗净，剁馅，加生抽、花椒水、盐、胡椒粉，顺向搅拌成糊；羊肉糊中加白萝卜丝、葱末、香油拌匀，制馅。

3. 将面粉加适量热水搅匀，揉成烫面面团；取烫面面团搓条，下剂子，擀成饺子皮；取一张饺子皮，包入馅料。

4. 将饺子生坯放沸水蒸笼中，大火蒸熟。

功效 白萝卜可补肺益气，防咳喘；羊肉可补肾健体。二者一起食用，可补肾同补，强身健体。

白萝卜山药粥

材料 白萝卜 50 克，山药 20 克，大米 40 克。

调料 香菜末 4 克，盐、香油各 1 克。

做法

1. 白萝卜洗净，去皮，切小丁；山药去皮，洗净，切小丁；大米洗净，浸泡 30 分钟。

2. 锅置火上，加适量清水烧开，放入大米，用小火煮至八成熟，加白萝卜丁和山药丁煮熟，加盐调味，撒上香菜末，淋上香油即可。

功效 白萝卜可润肺化痰，山药补脾胃功效佳。两者一起煮粥食用，呵护孩子脾肺。

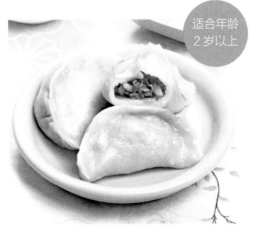

适合年龄
2 岁以上

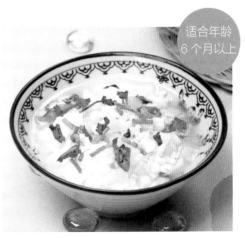

适合年龄
6 个月以上

生津化痰，梨好吃去肺火

梨自古被推尊为"百果之宗"，具有润肺凉心、消炎降火、止咳去痰的功效。梨或梨汁都可以润肺生津，有益于孩子肺部和呼吸道健康。

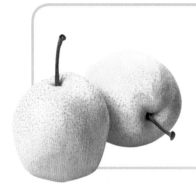

盛产季节：9~10 月
性味归经：性凉，味甘、微酸；归肺、胃经
营养成分：胡萝卜素、维生素 C、多酚、膳食纤维
食用年龄：6 个月以上
推荐食用量：每天 80~100 克
哪些孩子不宜吃：脾胃虚寒、便溏腹泻的孩子

甜滋滋的梨，滋阴清热的良药

梨不仅是滋味甜美的水果，还是滋阴清热的良药，古代医学名著中说，梨"生者清六腑之热，熟者滋五脏之阴"。给孩子吃生梨，有助于清理脏腑中多余的热，将梨煮成水给孩子饮用，有助于清热化痰。

如何选购鲜嫩多汁的梨

首先观察外表，要选没有斑痕、黑点、表皮光滑的梨。如果梨皮看起来较厚，最好不要买，因为皮厚的梨果实粗糙，水分不足，应挑选梨皮细薄的。

看梨脐，就是最底部凹陷的地方，梨脐较深，周围光滑整齐，有规则的圆形者为佳品。

这样吃，对孩子养肺最好

1. 直接食用或者榨汁饮用都非常好。
2. 梨汤、梨水的性质更为温和，也非常适合小孩饮用。

让孩子更爱吃的做法

梨还可以与蜂蜜一起熬成梨膏，便于保存，加水后可当饮料饮用。

◦ TIPS ◦

为什么不宜多吃梨？

梨虽然清甜解渴，但不宜多吃，因为梨性凉，而且含糖量高，吃多了会妨碍脾胃功能。

鲜藕梨汁

预防秋燥咳嗽

材料 新鲜莲藕 200 克，鸭梨 1 个。

做法

1. 将莲藕洗净，去皮，切小块；将鸭梨洗净，去皮去核，切小块。将莲藕和鸭梨一起放入搅拌机中搅碎。

2. 过滤掉食物残渣，取汁饮用即可。

功效 鲜藕可清热生津，止咳嗽；鸭梨滋阴润肺，调理咳喘。两者打汁，对于秋冬季的燥咳有预防作用。

烹调小妙招 秋天上市的莲藕比较新鲜，营养丰富，还能预防秋燥，秋天应给孩子多吃些藕。

雪梨百合莲子汤

解燥润肺

材料 雪梨 2 个，莲子 50 克，百合 10 克，枸杞子 4 克。

调料 冰糖少许。

做法

1. 将雪梨洗净，去皮去核，切块；将百合、莲子分别洗净，用水泡发，莲子去心；枸杞子洗净，备用。

2. 锅置火上，放适量水烧沸，放入雪梨块、百合、莲子、枸杞子、冰糖，大火烧开后转小火，煲约半小时即可。

功效 本汤中雪梨有解燥之效，百合有润肺清凉的作用，莲子可以养心安神、滋补元气，因此该汤对肺燥、脾虚的孩子有很好的滋补效果。

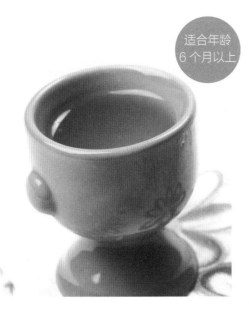

适合年龄
6 个月以上

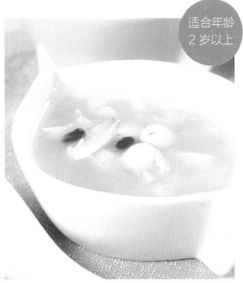

适合年龄
2 岁以上

补肺又健脾，薏米除去体内湿气

薏米又称薏苡仁，是常吃的食物，有健脾祛湿、利水消肿等功效。

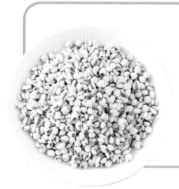

盛产季节：9~10 月

性味归经：性凉，味甘、淡；归脾、肺、胃经

营养成分：维生素 E、蛋白质

食用年龄：1 岁以上

推荐食用量：每天 40~50 克

哪些孩子不宜吃：大便干燥、尿频的孩子

薏米，脾肺双补的"明珠"

古籍认为薏米能"健脾益胃，补肺清热，祛风燥湿"。薏米是一种对脾、肺两脏都非常有益的食材，而且性质温和，微寒不伤胃，益脾而不滋腻，非常适合儿童保健食用。

如何辨别新薏米和陈薏米

新鲜的薏米有米香味，略带中药味；而陈薏米因为放置时间长，香味已经散发掉，所以米香味淡或没有米香味，甚至有霉味。

新鲜薏米表面有光泽，呈均匀的白色或黄白色。选购时，可以拿起一粒捏一下，新鲜的薏米不易捏碎，如果轻轻一捏就碎成许多块，说明是陈薏米。

薏米要选干燥的，受潮的不建议选购。

这样吃，对孩子养肺最好

1. 将薏米当作杂粮食用，熬粥时用得最多，也可以炖汤，或做成米糊等。

2. 生薏米煮汤食用，有利于祛湿除风，还能辅助调理小儿湿疹。

让孩子更爱吃的做法

孩子夏天喝一些薏米粥，有很好的健脾润肺功效，还能帮助排出孩子体内的"湿毒"。

---○ TIPS ○---

为什么脾虚者将薏米炒炒再吃？

治脾虚泄泻时，薏米不宜直接食用，可以先将薏米炒一下以减轻其寒性，否则会加重症状。

小儿润肺止咳食谱

薏米粥

材料 大米 40 克，薏米 20 克。

做法

1. 大米、薏米分别洗净，大米浸泡 30 分钟，薏米浸泡 2 小时。

2. 将大米和薏米放入锅中，加适量水煮成粥即可。

功效 此粥有清热解毒、健脾润肺的作用，很适合出水痘的孩子食用。

薏米橘羹

材料 橘子 300 克，薏米 100 克。

调料 水淀粉适量。

做法

1. 将薏米淘洗干净，用冷水浸泡 2 小时；将橘子剥皮，掰成瓣，切成块。

2. 锅置火上，加入适量清水，放入薏米，用大火煮沸后改小火慢煮。

3. 薏米烂熟时加橘子块烧沸，用水淀粉勾稀芡即可。

功效 薏米含多种维生素、矿物质，能促进新陈代谢；橘子富含维生素 C 和柠檬酸等物质，有调节免疫力的作用。

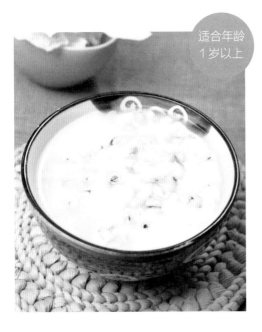

适合年龄
1 岁以上

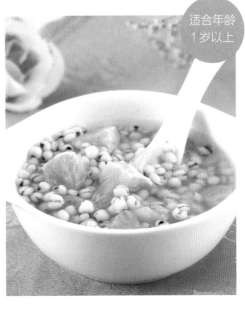

适合年龄
1 岁以上

吃黑色、咸味食物，
固好孩子的先天之本

黑豆，滋阴补肾效果好

根据中医五行理论，肾属水，而黑色也属水，黑色食物可以补肾强身。黑豆可滋阴补肾、活血利水，能调理小儿因肾虚引起的盗汗。

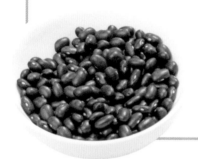

盛产季节：9~10 月

性味归经：性平，味甘；归脾、肾经

营养成分：蛋白质、膳食纤维

食用年龄：1 岁以上

推荐食用量：每天 40~50 克

哪些孩子不宜吃：消化功能不好的孩子

黑豆不仅是一种食品，还是一味补虚药

对于黑豆的滋补功效，明代著名医学家李时珍认为，服食黑豆，令人长肌肤，益颜色，填筋骨，加力气，乃补虚之神秘验方也。黑豆能滋阴补肾，对于孩子因肾虚引起的盗汗有很好的调理作用。

如何辨选优质黑豆

颗粒均匀、表面光洁、无虫眼、无碎粒、无异味的为好黑豆。

这样吃，对孩子养肾最好

1. 食用黑豆时不宜去皮，黑豆皮含有花青素，是很好的抗氧化剂来源。

2. 黑豆炒熟后热性大，多食容易上火，孩子不宜多吃。

让孩子更爱吃的做法

黑豆和牛奶一起打汁饮用。

小儿补肾强体食谱

黑豆紫米粥

材料 紫米 75 克，黑豆 50 克。

调料 白糖 5 克。

做法

1. 黑豆、紫米分别洗净，浸泡 4 小时。
2. 锅置火上，加适量清水，用大火烧开，加紫米、黑豆煮沸，转小火煮 1 小时至熟，撒上白糖拌匀。

功效 健肾、益气、补虚，可调理孩子肾阴虚引起的盗汗。

烹调小妙招 煮粥时可冷水煮，也可用开水煮，一般用开水煮能缩短煮粥的时间，也不容易糊锅底。

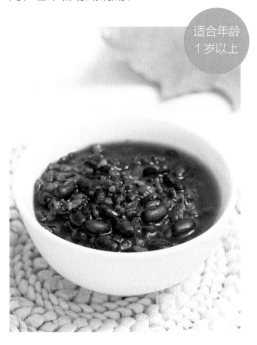

适合年龄
1 岁以上

黑豆豆浆

材料 黑豆 80 克。

做法

1. 将黑豆洗净，用清水浸泡 8~12 小时。
2. 把泡好的黑豆倒入全自动豆浆机中，加水至上下水位线之间，按下"豆浆"键，煮至豆浆机提示豆浆做好，过滤即可。

功效 黑豆入肾，和牛奶搭配，能增强眼肌力量，加强调节功能，可以保护孩子的眼睛，促进大脑发育。

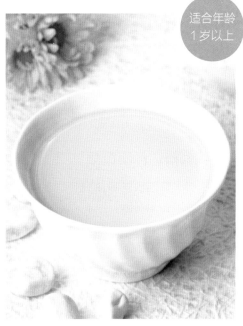

适合年龄
1 岁以上

板栗，让孩子从小筋骨强健

《本草纲目》中说："栗治肾虚，腰腿无力，能通肾益气，厚肠胃也。"板栗能补脾健胃、补肾强筋、活血止血，对孩子补肾、强壮骨骼有良好疗效，被称为"肾之果"。

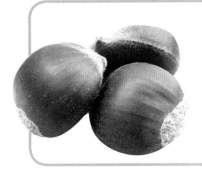

盛产季节：9~10 月

性味归经：性温，味甘；归脾、胃、肾经

营养成分：蛋白质、胡萝卜素、维生素 B_2、钾

食用年龄：1 岁以上

推荐食用量：每天 30~40 克

哪些孩子不宜吃：脾胃虚弱、消化不良的孩子

板栗健脾养肾，有助孩子智力发育

孩子常吃板栗能补脾健肾，还能维持牙齿、骨骼、血管、肌肉的正常功能，预防孩子口舌生疮。

板栗含有较丰富的磷，磷是孩子脑力活动中的重要元素之一，还是构成卵磷脂等有助于孩子智力发育营养素的重要成分，对维护孩子大脑和神经细胞的结构与功能起着重要作用。

如何辨选优质板栗

中小个头的板栗味道更甜。

挑选没有虫子眼、小洞洞的板栗。

新鲜板栗绒毛比较多，外壳红褐色者为佳。

这样吃，对孩子养肾最好

1. 食用板栗最好在两餐之间，或放入饭菜中食用，不要饭后大量吃。因为板栗含淀粉较多，饭后进食容易导致摄入过多的热量。

2. 栗子宜与大米一同熬煮成粥，不但能增进孩子的食欲，而且可健脾强胃。

让孩子更爱吃的做法

红枣能补血养脾，和板栗一起煮粥食用，能补血益气，促进孩子消化吸收。

———○ TIPS ○———

食风干生栗有什么作用？

取生栗 7 枚，风干，每天空腹食用，可调理小儿筋骨虚弱。

栗子稀饭

补脾胃，壮骨骼

材料 板栗100克，大米60克。

做法

1. 板栗去壳，洗净；大米淘洗干净，泡30分钟。

2. 板栗与大米一起放入锅中，加清水熬成稀饭。

功效 大米与板栗一起煮成稀饭，既能健运脾胃，增进食欲，又能起到补肾强筋骨的作用，非常适合筋骨不健的孩子食用。

红枣栗子羹

补肾强筋

材料 板栗100克，红枣3枚。

调料 白糖2克，水淀粉10克，糖桂花3克。

做法

1. 板栗去壳，上锅蒸熟，放凉后切成粒；红枣洗净，蒸软，去核，切碎。

2. 锅中加水，放入白糖、板栗粒、红枣碎，烧开。

3. 用小火略焖，加糖桂花，淋水淀粉勾薄芡即可。

功效 红枣能补血养脾，搭配板栗食用，适宜肾虚引起遗尿的孩子。

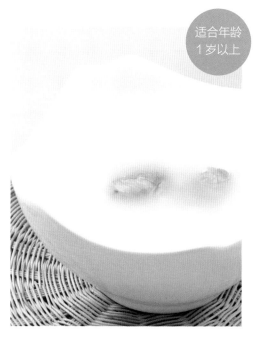

适合年龄
1岁以上

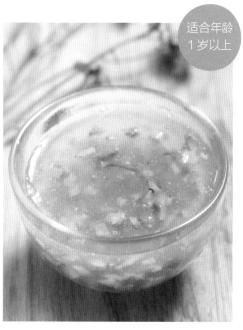

适合年龄
1岁以上

海带，促进孩子智力发育

海带又名昆布，素有长寿菜、含碘冠军的美誉。海带营养丰富，对孩子的生长发育很有益处。

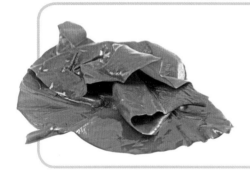

盛产季节：3~6月

性味归经：性寒，味咸；归肝、胃、肾经

营养成分：碘、钙、磷、硒

食用年龄：1岁以上

推荐食用量：每天 30~40 克

哪些孩子不宜吃：脾胃虚寒、身体消瘦者

海带营养丰富，有利孩子智力发育

海带富含碘、钙、磷等孩子必需的营养素及多种维生素，对孩子的生长发育很有益处。海带中的胶质能促使孩子体内的放射性物质随大便排出体外。海带含的丰富钙有利于孩子骨骼和牙齿的发育。

如何选购优质干海带和鲜海带

干海带以肉厚实，形状宽长，干度适宜，颜色深褐或黑绿色，且无斑点为佳。

将鲜海带烫煮后，再经冷却、盐渍、脱水等工序加工而成的是盐渍海带，颜色为墨绿色，以壁厚者为佳，一般可用作拌凉菜。

这样吃，对孩子养肾最好

1. 海带是一种味道可口的食品，既可凉拌，又可做汤。

2. 烹制前用清水浸泡2~3小时，中间换2次水。

3. 为保证海带鲜嫩可口，用清水煮约15分钟即可，时间不宜过久。

让孩子更爱吃的做法

用海带、冬瓜、薏米一起做汤，可强健脾胃、清热利湿。取海带30克，冬瓜100克，薏米10克，一同煮汤即可。

◦===== TIPS ◦

为什么不要去掉干海带表面的白色粉末？

干海带是含碘最高的食品，同时还含有一种贵重的营养品——甘露醇。碘和甘露醇尤其是甘露醇呈白色粉末状附在海带表面，不要将有粉末的海带当作已霉变的劣质海带。

小儿补肾强体食谱

鱼头海带豆腐汤

材料 鲢鱼头 200 克，海带 100 克，豆腐 80 克，鲜香菇 5 朵。

调料 葱段、姜片各 5 克，盐 2 克。

做法

1. 将鲢鱼头去鳃，冲洗干净，沥干。

2. 将鲜香菇洗净，去蒂，切块；将豆腐洗净，切小块；将海带洗净，切片。

3. 将鲢鱼头放油锅内煎炸，然后和鲜香菇、葱段、姜片、清水放入锅中，大火煮沸，撇去浮沫，转用小火炖至鲢鱼头快熟，拣去葱段和姜片。

4. 放入豆腐块和海带片，继续用小火炖至豆腐和海带熟透，加盐调味即可。

功效 鲢鱼头富含磷脂和多不饱和脂肪酸。孩子处在大脑黄金发育期，非常适合这道汤。

海带豆腐

补碘补钙，健脑壮骨

材料 豆腐 100 克，海带 20 克。

调料 葱末、高汤各适量。

做法

1. 海带泡发，洗净、切片；豆腐洗净，切块。

2. 锅中倒入油，烧热，将豆腐煸黄，倒入高汤，放入海带片，大火烧开，转中火炖 20 分钟，撒上葱末即可。

功效 豆腐含钙丰富，可强壮骨骼；海带含有丰富的碘，常食有助于孩子脑部和智力发育。

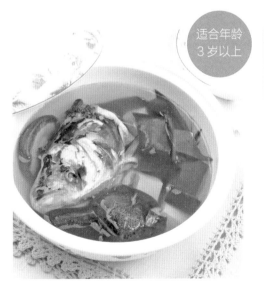

适合年龄
3 岁以上

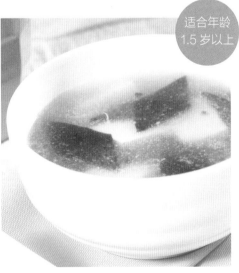

适合年龄
1.5 岁以上

孩子不宜多吃的食物清单

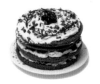

蛋糕
蛋糕是高热量、高脂肪的食品，孩子长期食用会导致肥胖。

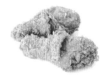

油炸食品
油炸食品热量高，孩子长期食用会导致肥胖。

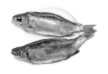

咸鱼
10岁前经常吃咸鱼，成年后患癌症的危险性比一般人高30倍。

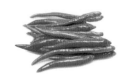

辛辣刺激性食物
辛辣食品刺激大，而且容易化热伤津。

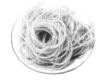

粉丝
常吃粉丝会发生铝中毒，导致孩子行为异常、智力下降、免疫力下降、反应迟钝、骨骼生长受阻等。

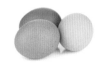

鸡蛋
吃多容易造成营养过剩，还能增加胃肠、肝肾的负担，引起功能失调。每天不宜超过2个。

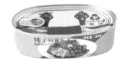

罐头
罐头食品多数采用焊锡封口，焊条中的铅含量颇高，孩子长期食用会引起铅中毒。罐头食品一般含钠较多，不适合孩子吃。

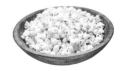

爆米花
儿童常吃爆米花易造成食欲下降、腹泻、烦躁、生长发育迟缓。

方便面
方便面含有对人体不利的食用色素和防腐剂等，易造成儿童营养失调。

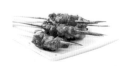

烧烤
儿童常吃羊肉串等炭火烧烤食物，会使致癌物质在体内积蓄，从而使成年后发生癌症的概率大大增加。

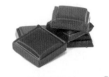

巧克力
食用过多会使中枢神经处于异常兴奋状态，表现为焦虑不安、心跳加快，还会影响食欲。

碳酸饮料
碳酸饮料摄入过量不但会影响体内钙的吸收，还可能影响中枢神经系统，儿童不宜多喝。

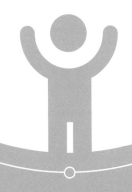

PART

6

每天睡前推拿 5 分钟，
孩子毛病少

睡前推拿好处多

睡前是给孩子做推拿的最好时机

入睡前，孩子洗完澡和爸爸妈妈在床上玩，这时候妈妈可以轻轻握住孩子的手，在孩子手上捏捏揉揉，在肚子上按按捏捏。而爸爸可以在旁边为孩子讲故事，唱儿歌，逗孩子开心笑。在这个过程中，既能缓解孩子身体不适，提高孩子的体质，又能享受家庭的温馨。

睡前捏一捏，孩子睡觉香

良好的睡眠能保证孩子体格及神经发育。妈妈睡前给孩子捏一捏，能更好地促进孩子血液循环，有效缓解孩子活动一天后的疲劳，让孩子全身放松。同时，睡前捏一捏也能使孩子安神，起到消食导滞的作用。在妈妈双手的呵护下，孩子可以安心入睡，夜晚啼哭频率减少，入睡快，睡得香。

推拿安全无不良反应

有些父母认为孩子皮肤娇嫩、骨节柔软，不敢帮孩子做推拿，就怕一按一捏伤着孩子。其实，小儿推拿手法本身很安全。轻柔的手法会促进孩子神经系统发育。家长在实际操作中只要注意手法轻柔、用力适中，就不会伤害孩子的身体。

睡前推拿增进亲子感情

职场妈妈由于工作忙，时间紧，白天抽不出时间来给孩子做推拿。可在晚上睡觉前给孩子按按捏捏，不仅能帮助孩子预防疾病及增强抵抗力，同时也能增进妈妈与孩子之间的感情。所以说睡前推拿是一种很好的亲子互动。

孩子好动不配合，可睡着后再捏

有的孩子生性好动，不喜欢被固定，不喜欢被揉捏。这时妈妈不要焦虑，可以等孩子睡着了再推拿。在孩子睡着后做推拿，需注意推拿手法要轻柔，以不影响孩子正常睡眠为好。

如何快速找到孩子的穴位

穴位是腧穴的俗称，"腧"通"输"，有传输的意思，穴即空隙。

穴位推拿可以调和脏腑、疏通经络、平衡阴阳、促进气血畅通，从而保证身体健康。取穴的方法很多，以被推拿者的手指为标准来取穴的方法，称为"手指同身寸取穴法"。因个人手指的长度和宽度与其他部位存在一定的比例，所以可用被推拿者本人的手指来测量定穴。一般来说，手指同身寸取穴法是最常用、最简便的取穴方法。

小儿推拿常用取穴方法如下。

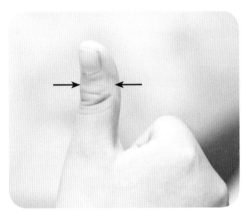

1寸
被推拿者用拇指指关节的横度作为 1 寸

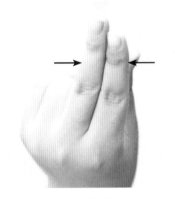

1.5寸
以被推拿者食指和中指并指的横度作为 1.5 寸

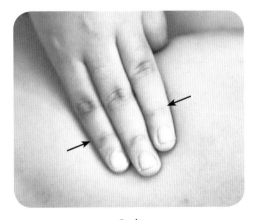

2寸
以被推拿者食指、中指和无名指并指的横度作为 2 寸

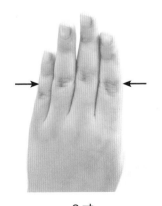

3寸
被推拿者将食指、中指、无名指、小指并拢，以中指中节横纹处为准，四指横度作为 3 寸

推拿前的准备要充分

室温要适宜

室内要保持空气流通，温度要保持在 20℃ 左右，以防孩子着凉。冬天没有供暖的南方室内很冷，给孩子推拿前父母一定要注意温度控制。给孩子推拿时要打开取暖设备，推拿时室温最好控制在 20℃ 左右。而且，推拿时不要给孩子脱光衣服。夏天，温度过高的时候，大部分家庭都选择开空调，许多父母担心空调房里能否做推拿，或者吹电风扇时能否推拿。其实，在相对恒温的室内，避开风口，推拿是没问题的。

哪些情况下宜做推拿

在孩子体质虚弱时，包括消瘦、营养不良、胆怯体弱等，病前期或疾病潜伏期、亚健康状态，在疾病易感时段、易感环境，做推拿可预防疾病；季节交替或气候异常情况下，推拿可增强免疫力；学习紧张期，推拿可舒缓学习压力；疾病状态下，推拿利于康复；病愈后，推拿有利于强身健体，避免疾病复发。

父母要修剪指甲

为了避免划伤孩子皮肤，父母需要把指甲修剪得短并且圆润。有一个孩子的妈妈给孩子捏脊 3 周了，孩子还说后背痛。这种情况很少见，通常，孩子的经络都很通畅，当生病时会明显疼痛，但一般推拿 1 周就会改善。后来我发现，这个妈妈指甲很长。所以，每次都是指甲掐到孩子的肉。给孩子做推拿时，可以先在成人身上试试力度。

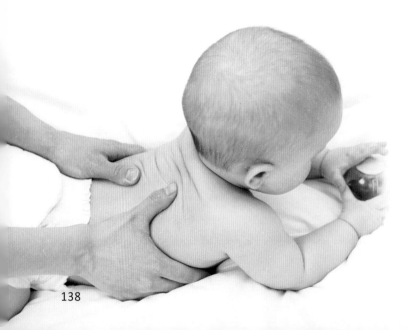

孩子有特定的推拿穴位，和大人不一样

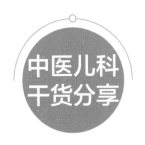

中医儿科
干货分享

虽然小儿推拿的原理和成人推拿原理一样，都是以刺激穴位、疏通经络作为治病保健的基础，但是，小儿推拿还有它的特殊性，即除常用的十四经穴和经外奇穴与成人相同外，大多数为小儿推拿特定穴。这些穴位形态呈"点""线""面"状，多分布在肘关节以下和头面部，并以两手居多。

儿童的五个手指分别对应脾、肝、心、肺、肾

小儿推拿中孩子的五根手指头分别与脾、肝、心、肺、肾密切相连，推拿五根手指头有调理五脏的效果。五根手指头对应的顺序分别是：大拇指对应脾经——家长常给孩子推大拇指，可以增进孩子食欲；食指对应肝经——家长常给孩子推食指，可以清泻孩子体内多余的肝火；中指对应心经——按揉孩子中指，有宁心安神、促进睡眠的功效；无名指对应肺经——轻揉孩子无名指，可以培补肺气，使孩子不轻易感冒；小指对应肾经——按捏孩子小指，能够补肾强体，让孩子身体结实。

儿童穴位不仅有点状的，还有线状、面状的

这些特定穴位分布在全身各处，既有穴位点，也有随经络走向呈现出线状结构的，还有随着身体区域性反应而呈现出面状的。如一窝风穴、二扇门穴、小天心穴等都是点状的；三关穴、天河水、六腑穴、攒竹穴等都是线状的；腹部、胁肋都是面状的。

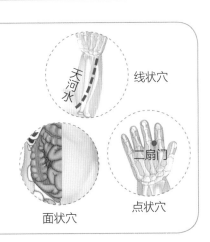

孩子身上有妙药，
按按捏捏脾胃强

脾经，强健孩子脾胃的"特效药"

提到孩子脾虚，家长都会想办法为孩子补脾。常用的调理方法，其中一个是食补，另一个就是推拿疗法了。相较食补而言，推拿更显得简单易操作。仅用一双手，随时随地可以进行。

给孩子补脾，在拇指上做推拿

孩子的大拇指对应脾经，家长常给孩子推拿大拇指，称为推脾经。推脾经又分为补脾经和清脾经。补脾经可以增进孩子食欲，清脾经能够改善孩子因消化不良造成的积食。

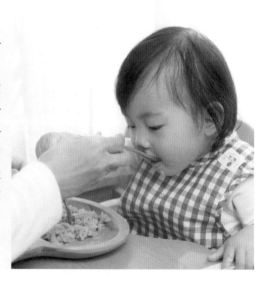

李大夫医案

补脾经，让孩子爱上吃饭

有一个5岁的小女孩，平时吃起饭来总是很挑剔，不好好吃，以至于越来越瘦。这可急坏了孩子的妈妈，她想了一些改善孩子胃口的方法也是无济于事。我给孩子补脾经60次，让孩子妈妈回家也按照这个方法每天给孩子做推拿。经过一个多月的调理，孩子吃饭香了，也不再挑三拣四了，还长胖了。

脾经的精准定位

拇指桡侧面，指尖到指根成一条直线。

补脾经，改善孩子消化

在孩子的拇指上做推拿可以给孩子补脾气，助运化，对平时身体素质比较好的孩子，能起到保健作用。对消化功能不佳的孩子做推拿就更合适了，不仅能增强体质，还可以改善厌食、乏力等症状。

补脾经的方法：用拇指指腹从孩子拇指尖向指根方向直推脾经 50~100 次。

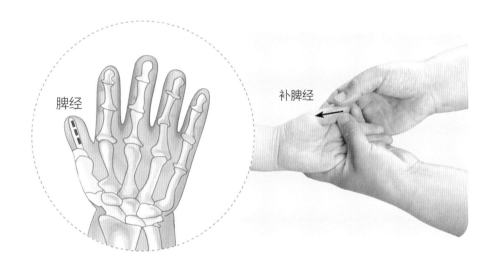

脾经

补脾经

清脾经，解决孩子积食、长口疮问题

如果孩子遇到积食、长口疮等问题，用清脾经的方法就能起到独特的效果。

清脾经的方法：用拇指指腹从孩子拇指根向指尖方向直推脾经 100 次。

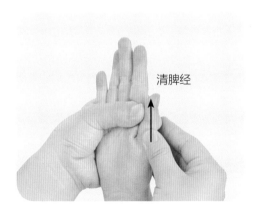

清脾经

揉板门开胃口，孩子吃吗吗香

孩子吃饭不香、消化不好，这是许多家长面临的棘手问题。遇到这种情况，只要在孩子拇指的一个穴位上做做按揉，就可以调理孩子脾胃，让孩子吃饭香。这个神奇的穴位就是专门负责消食化滞的板门穴。

板门穴，脾胃之门

板门穴被称为脾胃之门，几乎所有消化系统疾病都可以推拿板门穴调理。推拿板门穴，通常有揉、推两种方法，每种方法都有不同的调理效果。

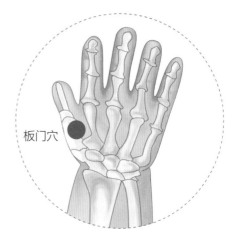

板门穴

板门穴的精准定位

大鱼际部或大指本节 0.5 寸处。

揉板门穴，改善孩子不想吃饭、腹胀

因为孩子脾常不足，积食是常有的事情，爸爸妈妈可以时常给孩子揉一揉板门穴，对脾胃的保健效果很好，而且没有不良反应。如果孩子不想吃饭、腹胀，更要好好揉一下板门穴。

揉板门的方法：用拇指指腹揉孩子大鱼际，手法不要太重，每次揉 3 分钟，每日 1 次。揉法适用于日常保健和一般的消食化积。

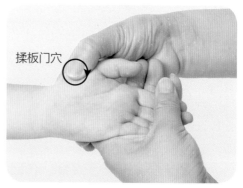

揉板门穴

推板门穴，止呕止泻效果佳

如果横推板门穴，依据方向不同，还有止泻或止呕的作用。

推板门的方法：用拇指指腹从孩子的大鱼际推向腕横纹，用于止泻；用拇指指腹从孩子的腕横纹推向大鱼际，用于止呕。每次推 80～100 下。

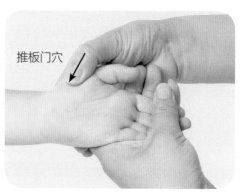

推板门穴

捏脊，提高孩子抵抗力

孩子在逐渐长大的过程上，需要妈妈的抚摸，也要与妈妈交流。每天早晨为孩子捏捏脊，也就花 3~5 分钟时间，会给孩子的身体、心理带来很大的好处。

捏脊可调理脏腑功能，有利于生长

捏脊是指顺着脊椎两侧提捏背部的皮肤。人体背部正中为督脉，督脉两侧为足太阳膀胱经的循行路线。督脉和膀胱经是人体抵御外邪的第一道防线。通过捏脊，可以疏通经络，调理脏腑功能，尤其是对胃肠功能有很好的调节作用。

脊椎的精准定位

后背正中，整个脊椎，从大椎穴至长强穴成一直线。

经常捏脊，强身健体、能防病

经常捏脊能促进孩子生长发育，强身健体，防治多种疾病。捏脊方法简单，也不需要工具，在家就能操作。操作时让孩子趴在床上，用食中二指自下而上提捏孩子脊旁 1.5 寸处。捏脊通常捏 3~5 遍，每捏三下将背脊皮肤提一下，称为"捏三提一法"。

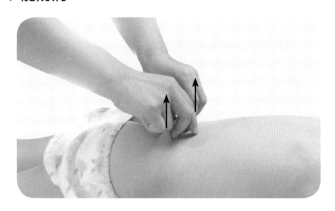

◦ TIPS ◦

给孩子捏脊需要注意什么？

1. 捏脊的走向一定是从下到上，不能反过来，也不能来回操作。

2. 操作时捏起皮肤的多少和提拿力度要适当，以能轻松顺利推进为度。推拿的速度要快而流利，向前推进时要走直线，不能歪斜。

儿童经络的操作原则

小儿推拿的适宜年龄，以5岁以下的孩子效果较佳，对婴幼儿尤其适宜，但实际临床推拿调理的年龄也有超过5岁的。给较大年龄的孩子做推拿，常需要结合成人推拿手法。

小儿推拿操作时间、次数

小儿推拿的操作时间，要根据孩子年龄大小、体质强弱、疾病的缓急和病情的轻重以及所用手法的特性等因素确定。

推拿调治的次数通常为每日1次；对急性热病等高热情况，可每日2次；养生保健调理或慢性病症调理也可以隔日1次。推拿调理的时间每次20~30分钟，也可以根据具体情况灵活掌握。

小儿推拿的手法运用

给孩子做推拿，一般推法、揉法的操作次数较多，而摩法的操作时间比较长，掐法操作则应重、快、少，掐后常配揉法操作，且经常放在治疗最后使用。按法和拿法单独运用次数很少，通常和揉法、捏法搭配应用。

小儿推拿手法和成人推拿有所不同

根据小儿生理病理特点，小儿推拿保健调理和治疗手法与成人推拿有所不同，手法操作尤其强调轻柔、均匀、平稳、着实。施术时需要借助一定的介质，以润滑皮肤，增强疗效。

推拿特效穴养好肺，让孩子远离感冒

肺经，长在孩子无名指上，防感冒

根据多年的临床经验，孩子的病大多分为两类，一类是以积食为首的脾胃系病症，包括厌食、便秘、腹泻等；另一类就是以感冒为首的肺系疾病，包括咳嗽、肺炎、哮喘等。调理肺系病症，孩子的小手上有一个特效穴位，就是五经穴中的肺经，经常按揉肺经能呵护孩子的肺不被外邪侵犯。

不管是感冒还是咳嗽，按孩子手上的肺经都有效

无论感冒还是咳嗽，都是由于肺遭到外邪入侵，肺卫不能有效抵抗，孩子就感冒了。这时推拿肺经，一方面可以帮助肺将外邪赶出去，另一方面又能帮助肺修补"城墙"，使肺卫更加坚固，让外邪不能入侵。

李大夫医案

肺经：孩子手上防感冒的妙药

冬春两季，在临床中碰到许多被感冒苦苦折磨的孩子。孩子的爸爸妈妈告诉我，每次孩子生病，总会带到医院打针用药，虽然暂时是治好了，但过不了多久又犯。我对孩子的父母说，孩子经常感冒，是肺太娇嫩引起的。平时做好预防，让孩子的肺变得坚固，就能减少感冒的频率。每天在孩子的无名指上从指尖向指根方向直推100次，长期坚持就能增强孩子肺的防御能力。许多家长按照我指导的方法去做，孩子感冒的次数明显减少了。

肺经的精准定位

无名指掌面指尖到指根成一直线。

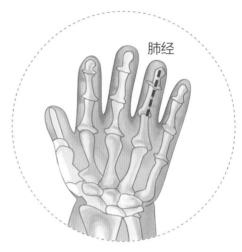

肺经

补肺经，改善肺虚引起的感冒

对孩子因肺虚引起的感冒（典型症状是面色苍白，咳嗽声弱，咳痰无力），适当给孩子调补肺经，能补肺脏之需，增强肺卫之力。肺的防卫能力增强，孩子抵御外邪的能力就会增强，也就不会轻易患感冒。

补肺经的方法：用拇指指腹从孩子无名指尖向指根方向直推肺经100次。

清肺经，改善肺燥引起的感冒

对于孩子因肺燥引起的感冒（典型症状是面色潮红，咳嗽声沉闷，流黄鼻涕），要清肺经，可以滋阴润肺，濡养肺脏。另外，如果孩子出现流行性感冒初期症状，如头痛、鼻塞、流鼻涕、咽喉肿痛等，用清肺经的手法按摩，能够有效缓解症状，缩短病程。

清肺经的方法：用拇指指腹从孩子无名指根部向指尖方向直推肺经50~100次。

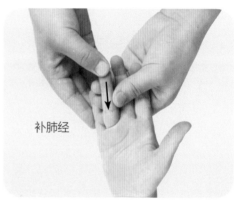

补肺经

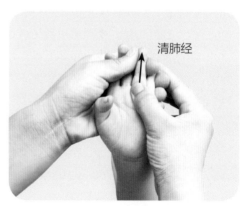

清肺经

三关穴，补虚散寒，温补肺气

一到冬春季节交替时，感冒的孩子就会很多。这通常是孩子肺气不固导致的，需要给孩子固护肺气来抵御自然界的寒气。孩子身上有一个穴位，叫三关穴，温补散寒的效果非常好。每天给孩子推拿该穴位就能预防感冒。

三关穴，温补脾肺两脏

推三关穴可补一切阳气虚弱，对孩子薄弱的脾、肺两脏有很好的温补作用，很适合平时脾肺气虚的孩子。

三关穴的精准定位

三关穴位于前臂桡侧，与阳池穴至曲池穴成一直线。

冬春两季推三关穴，驱除孩子体内寒气

在冬春两季给孩子推三关穴，可以帮助孩子驱除体内的寒气，抵御外界寒邪入侵。如果孩子有晨起咳嗽、流清鼻涕的表现，一般是夜里受了寒所致，这时给孩子推三关穴，效果非常好。

另外，推三关穴有发汗的作用，当孩子因为风寒感冒发热时，推三关穴是最合适的，不仅可以散寒，还能够发汗退热。

推三关穴的方法：家长一手握住孩子的手，另一手用拇指从腕横纹（手腕）向上推，直到肘横纹（肘窝），推3~5分钟。

一定要注意：方向不能错，必须是从下（腕）向上（肘），不能相反，也不能来回推。

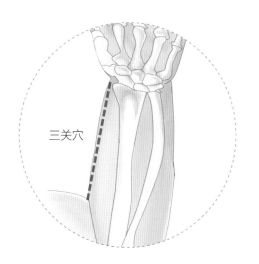

三关穴

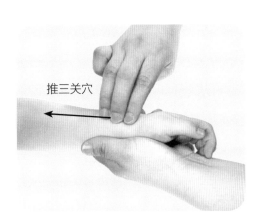

推三关穴

天河水，清孩子肺胃之火

如果不注意孩子的日常饮食，过多食用富含蛋白质的食物就会引发肺胃之火，中医称为"食积生内热"。肺胃之火热盛，孩子通常会表现为牙龈肿痛、牙龈出血、口臭等症状。

如何判断孩子是否有火

如果孩子在一段时间内不喜欢喝白开水，只喜欢喝酸的、甜的、冷的，这时家长就要注意了，孩子体内可能有火了。

清天河水，可清肺胃之火

孩子有肺胃之火不要紧，可以给孩子清天河水。天河水是清火要穴，有清肺胃之热、泻火的良好功效。对于调理孩子肺胃热引起的牙龈肿痛、口臭有良好的效果。

天河水的精准定位

天河水位于前臂正中，自腕至肘成一直线。

清天河水的方法

用食中二指自腕向肘直推天河水 100 次左右。

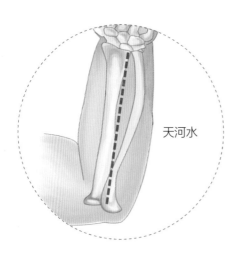

天河水

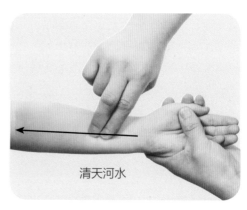

清天河水

外劳宫穴，驱体寒，孩子不轻易感冒

在孩子的手背上有一个神奇的穴位——外劳宫穴，它有温里散寒的作用，能把孩子体内的寒气疏散出来，可以驱体寒，预防感冒。

在外劳宫穴上揉一揉，就好比给孩子喝姜汤

在外劳宫穴上推拿是中医温法的代表，能够温里散寒，温经止痛，无论内寒、外寒、脏腑之寒、经络之寒，都能驱散出去。揉外劳宫穴能"和脏腑之热气"，使人"遍身潮热"。按揉一下外劳宫穴，就像喝了姜汤一样，最适合在秋冬季节预防风寒感冒。

外劳宫穴的精准定位

外劳宫穴位于手背，第2掌骨和第3掌骨之间，掌指关节后0.5寸处，与内劳宫穴相对。要找到外劳宫穴，先要找到内劳宫穴。

内劳宫穴位于掌心，第2掌骨和第3掌骨间凹陷中。孩子握拳屈指时，中指尖所指的地方就是内劳宫穴。找到内劳宫穴，与该穴对应的手背部位就是外劳宫穴。

按揉外劳宫穴的方法

用拇指端按揉孩子外劳宫穴20~50次。

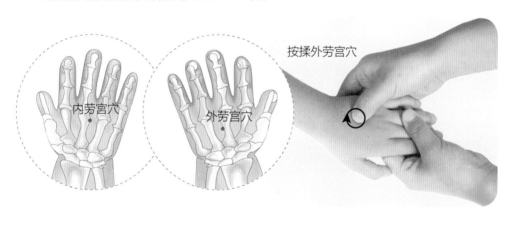

内劳宫穴

外劳宫穴

按揉外劳宫穴

○ TIPS ○

按揉外劳宫穴和内劳宫穴有什么区别?

外劳宫穴和内劳宫穴是孩子身体两个有趣的穴位。外劳宫穴位于手背，内劳宫穴位于手掌心，这两个穴位的特性是一冷一热，截然相反。按揉外劳宫穴有祛寒的功效，按揉内劳宫穴有清热凉血的作用，擅长调理各种发热。

按按揉揉护好肾，
孩子身体壮、智商高

肾经，补肾益脑、强身健体

有的孩子从小体质虚弱，动不动就生病，这其实就是"先天禀赋不足""正气虚弱"的表现。增强孩子体质，给孩子补肾经是很好的方法。

肾精充足，孩子身体强健，抵抗力强

中医认为，肾为先天之本，受五脏六腑之精而藏之，主生长发育和生殖。肾精的盛衰对各脏腑的功能都有影响，五脏六腑均需肾精的滋养，是人体生命活动的动力源泉。所以，多给孩子补肾经，可以让孩子肾精充足，对孩子生长发育有很大益处。

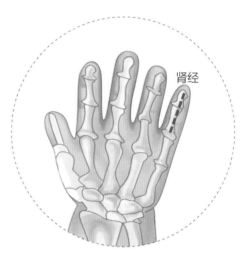

肾经

补肾经，让孩子五脏强健

肾与心、肝、脾、肺的关系都很密切，多补肾经可以让五脏之精充足，让孩子的身体更强健，抵抗力更强，有补肾益脑，强身健体的功效。

肾经的精准定位

小指掌面指尖到指根成一直线。

补肾经的方法

用拇指指腹从孩子小指尖向指根方向直推肾经 20～50 次。

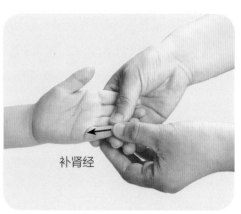

补肾经

涌泉穴，补肾壮骨助增高

孩子的足心生长着一味"灵丹妙药"——涌泉穴。经常在孩子足心上按揉，能够补充阳气，促进孩子生长发育。

按揉涌泉穴，从源头上护肾

中医古籍《黄帝内经》中说："肾出于涌泉，涌泉者足心也。"意思是，肾经之气如同源泉之水，来源于足下。因此，涌泉穴在人体治病、保健等方面有重要作用。

中医认为，肾主骨，儿童长个儿首先需要骨骼健康发育，而骨骼的健康发育取决于肾气是否充足；骨骼的精华在骨髓，而脑为髓海，是骨髓汇集的大海，养肾就能养骨骼。涌泉穴是肾经的井穴，按揉涌泉穴有补肾养阳、强健骨骼的功效。

涌泉穴的精准定位

足心，第二趾和第三趾的趾缝纹头端与足跟连线的前 1/3 和后 2/3 的交点处，屈趾时足心的凹陷处。

按揉涌泉穴，补肾壮骨、促进生长发育

每天给孩子按揉涌泉穴 20～50 次，能够补肾壮骨，促进生长发育。

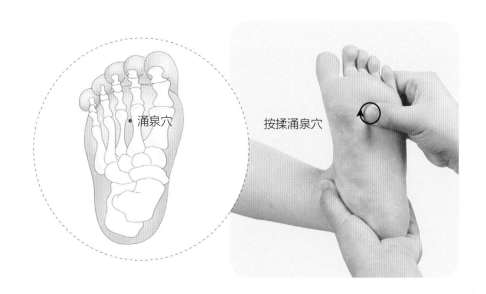

涌泉穴

按揉涌泉穴

百虫穴，缓解孩子生长痛

孩子在生长发育时期，可能发生间歇性下肢疼痛，这是一种正常的生理现象，叫生长痛，多见于 4～12 岁的孩子。

常发生在夜间的下肢肌肉疼痛多为生长痛

生长痛多发生在大腿、膝关节、小腿及腹股沟部，常间歇性发作，发作时持续时间多在 10 分钟～1 小时。生长痛大多是因为孩子活动量相对较大，长骨生长较快，与局部肌肉和筋腱的生长发育不协调而导致的生理性疼痛。生长痛常表现为下肢肌肉疼痛，而且多发生在夜间。白天由于孩子的活动量较大，即使感到不舒服也可能因为专注其他事物而不容易察觉。夜晚孩子的身心得到放松，疼痛就会被察觉到。

百虫穴的精准定位

髌骨内上缘 2.5 寸。

拿百虫穴，疏经活血、缓解局部生长痛

孩子的膝部有个穴位——百虫穴。在这个穴位上做推拿，能够帮助下肢部位疏经活血，可以缓解局部生长痛。

拿百虫穴的做法

以拇指指腹与食中二指相对，稍用力拿捏孩子百虫穴 50～100 次。

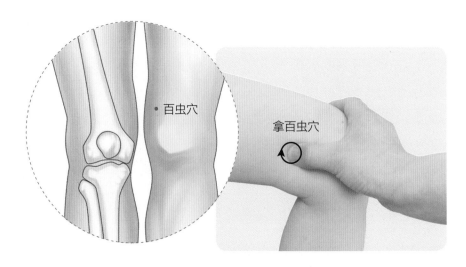

・百虫穴

拿百虫穴

春夏健脾，秋养肺，冬补肾，孩子少生病

春天补脾，让孩子消化顺畅吃饭香

春季补脾，让孩子多吃甘少吃酸

春天是万物生发的季节，也是孩子茁壮成长的时节。孩子的成长，离不开脾胃的强健。在春季，补养好孩子的脾尤其重要。

春季肝旺易伤脾，要防止肝功能偏盛

中医认为，五脏与五行、五色、四季相对应。春季肝气当令，肝功能强盛，而肝属木，脾属土，根据五行理论，木能克土，所以肝气亢盛会犯脾，就会损害脾的功能。而且，小孩五脏的特点就是"肝常有余""脾常不足"，肝气更容易使脾气受损。所以，在春天要抑制孩子的肝火，同时要注意培补脾气。

○ 五行、五脏、四季对应时间表 ○

五行	五脏	四季
木	肝	春
火	心	夏
土	脾	长夏（第162页）
金	肺	秋
水	肾	冬

甘入脾，酸入肝，春日食补应省酸增甘

根据五味与五脏的对应关系，酸味与肝相对应，甘味与脾相对应。如果多吃酸味食品，能增强肝功能，导致肝气更旺。这就等于给"肝火"又添了一把柴火，那脾就不堪重负了。因此春天要少给孩子吃酸味食物，不再助长偏盛的肝气。

春天孩子补脾，应吃的甘味食物有哪些

春天孩子的脾气比较弱，该如何给孩子补脾呢？适当多吃点甘味食物。这里指的甘味食品，不是糖果等加了大量糖、甜味剂的零食，而是天然的甘甜食物，比如红枣、山药、南瓜等，都可以适当摄取一些。

春季要"灭灭"肝火，以免伤孩子脾胃

春天，孩子肝火旺，容易伤脾。在饮食省酸增甘的同时，可以给孩子适量喝一些芳香的饮品，能够"灭"肝火，健脾胃。

抑制肝火，多喝汤汤水水

春季肝火过旺，水和火本身是相互制约的。当肝火旺盛时，身体就处于火旺水衰的状态。孩子的肝不能让它上火，肝一上火就会伤到脾。再加上春天风多干燥，又容易滋生肺火，肺火容易生痰。所以，需要用水制约肝火。这就可以让孩子在春季适当喝一些果蔬汁。

芹菜蜂蜜汁，平肝健脾、清热

中医认为，芹菜性凉，味甘，有清热平肝、健胃下气的功效；蜂蜜可健脾润肺。用芹菜和蜂蜜一起榨汁，平肝清热的效果非常好。

芹菜蜂蜜汁

材料　鲜芹菜 150 克，蜂蜜 1 小勺。
做法
1. 芹菜洗净后切成丁。
2. 料理机中加入芹菜丁和温水。
3. 将芹菜丁搅打粉碎。
4. 滤掉菜渣留汁，加入蜂蜜即可饮用。

用法　午饭后饮用，每次饮用 1 杯。
功效　平肝、清热、润肺、健脾。

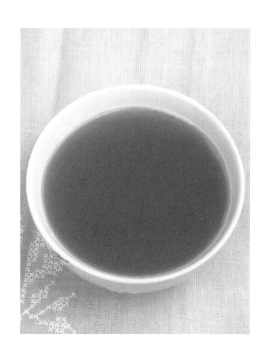

春天吃锅巴，寻常之物最补脾

说起锅巴，可不是我们吃的休闲零食，而是煮米饭时附着在锅底的那一层焦饭，《本草纲目拾遗》里称之为"锅焦"。这普普通通的锅巴，是孩子春季健脾的佳品。

锅巴不仅香脆可口，还有很好的健脾功效

当我们把米饭全部盛出，如果留下的焦饭是焦黄而厚的一层，就是正好的锅巴。如果火候不到，可继续用小火烘至焦黄厚实。中医认为，黄色食物五行属土，对应人体脾胃。锅巴色黄入脾，能够厚肠胃、助消化，可以健脾、消食、止泻。

另外，锅巴比较硬，咀嚼时需要分泌大量唾液，而唾液中含有消化酶，可以帮助消化淀粉类物质，减轻胃肠道负担。咀嚼对胃肠道也是一种良性刺激，可以增强胃肠道的蠕动，促进食物消化吸收。

春季健脾，熬锅巴粥给孩子喝

据说，慈禧太后晚年由于进食荤腻肠胃不佳，常有"饮食不香""精神倦怠""大便溏薄"等症，听说大米锅巴健胃消食，就经常食用：有时干吃锅巴片，有时配料做成菜，有时研末调服，效果都很好。

那么，如何食用锅巴来调理孩子消化不良呢？最好的办法就是常做锅巴粥给孩子喝。

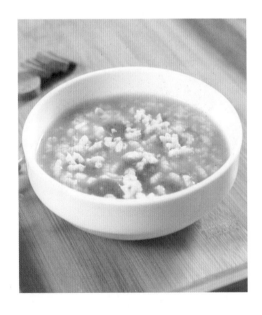

锅巴粥

材料 大米、锅巴各50克（大米锅巴、小米锅巴皆可），鲜山楂10克。

做法

1. 将锅巴掰碎；鲜山楂切片。
2. 将大米淘净后与山楂片加水煮粥。
3. 待粥七八分熟时，加入掰碎的锅巴一起煮熟。

用法 每周食用2~3次。

功效 健脾胃，止腹泻，对脾胃虚弱、消化不良、经常腹泻的孩子很有帮助。

银耳红枣冰糖汤，补脾开胃响当当

不少家长听说过"红枣治百病"，红枣真能治百病吗？红枣虽没有那么万能，但在中医药里它是一种药引，对于日常生活中的许多问题都有调理功效。红枣性温、味甘，最重要的功能是健脾补血，很适合孩子在春季食用。

孩子脾胃功能弱，吃点红枣来解决

《神农本草经》中记载，红枣"主心腹邪气，安中养脾助十二经"。脾胃强健，食物会得到充分的消化，脾主运输的水谷精微得到充分吸收，气血之源充沛，五脏六腑和四肢百骸得到滋养。红枣健脾胃的效果很显著，有的孩子脾胃功能弱，消化不好，可以吃点红枣来调理。

银耳红枣一起炖汤，可健脾润肺

银耳被称为"穷人的燕窝"，它既是名贵的营养滋补佳品，又是很好的补药。历代皇家贵族都将银耳看作是"延年益寿之品"。孩子常吃银耳可以滋阴润肺。红枣有补脾养血的功效。银耳和红枣一起炖汤，有利于培补孩子脾肺。

银耳红枣冰糖汤

材料 银耳50克，红枣2枚。
调料 冰糖少许。
做法

1. 将银耳在清水中泡发、撕成朵，红枣洗好备用。
2. 放上砂锅烧水，水热后放入泡发的银耳。
3. 炖20分钟左右，直到银耳汤黏稠，放入洗好的红枣，继续炖10分钟，加入冰糖至化就可以了。

用法 该汤炖好后可以放冰箱，随时都可以喝。
功效 补脾养胃、生津益肺，一般胃口不好的孩子都可以服用。

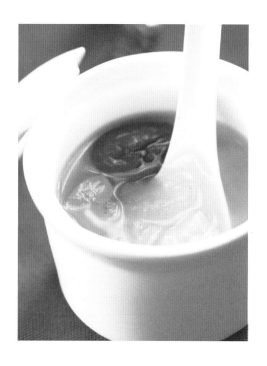

咽口水，补脾胃

不少媒体都在报道长寿老人的事情，很多长寿老人都有一个秘诀"咽津延年法"，其实就是咽口水。这种养生方法不但不用花一分钱，还不受时间、空间的限制，不仅适合老人，年轻人、孩子也同样适用。

唾液，保护消化系统的"卫士"

唾液是由口腔中的唾液腺分泌的，含有多种消化酶，不仅能帮助消化，还具有杀菌、抗病毒、中和胃酸等作用。唾液可保护消化系统，食物进入口腔，与唾液充分混合，其中的一部分营养物质会被消化，有利于胃肠道进一步消化、吸收；而许多细菌、病毒等有害物质被唾液杀灭，减轻了对胃肠道的危害。

吃饭细嚼慢咽，不浪费唾液

许多孩子吃饭特别快，这很不利，家长要告诉孩子细嚼慢咽。每一口饭都仔细咀嚼，最好嚼 30 ~ 40 秒再咽下。这样不仅食物磨碎得充分，而且对脾胃有益的唾液也会大量分泌，随食物一起咽下。经过充分咀嚼的食物，一部分淀粉可以转化为麦芽糖，会尝到甜味。

教孩子"吞津"，可促进消化

除了让孩子吃饭时细嚼慢咽、充分咀嚼外，告诉孩子每天可用舌头在口中四处搅动，很快就会满口生津，再把这些唾液咽下。每天早中晚各做几次，长期坚持，对健脾养胃，促进消化有好处。

夏日养脾，驱除孩子体内的湿邪

夏日潮湿，孩子的脾最容易受伤

夏季多雨潮湿，湿邪容易损伤人体的阳气，特别是脾容易被湿困导致脾失健运，孩子出现食欲缺乏、大便稀溏等症状，严重者会出现肠胃炎、痢疾等疾病。所以，孩子夏天养脾的重点是除湿。

闷热的夏季，孩子的消化功能减弱

夏季气温高，雨水较多，尤其是三伏天，空气湿度很大，闷热不堪，被形象地称为"桑拿天"。这种天气，人们稍微动一下就出汗。因为夏天湿气重，脾又喜燥恶湿，所以在夏季脾功能最易受影响。一旦脾阳为湿邪遏制，脾气就不畅，脾就不能正常行使其运化功能，孩子的消化功能就会减弱。

孩子"苦夏"的表现

孩子之所以苦夏，是因为体内有"湿"导致的。孩子胃口不好、吃不下饭、腹胀、便溏。如果连日下雨，外界湿邪不断进攻，孩子很容易出现脾虚湿困，感觉浑身乏力、头重脚轻，甚至呕吐、腹泻。

夏季应吃健脾胃、化湿邪食物

夏季，为了防止湿邪侵袭人体，可以多吃些除湿的食物。比如绿豆、薏米、红豆、荷叶等，这些食物有很好的清热利湿作用。

此外，由于夏季天气炎热，孩子往往胃口不佳，可适当吃些性偏凉的食物，比如新鲜蔬果、鸭肉、兔肉等。而油炸、烧烤食品就不适合在夏季食用，因为这些食物较油腻，不易消化，会使本来就不佳的脾胃功能更虚弱。

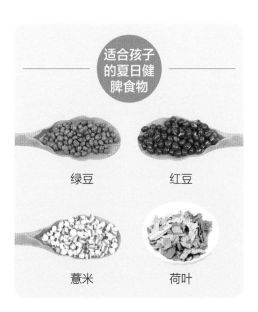

适合孩子的夏日健脾食物

绿豆　　　红豆

薏米　　　荷叶

夏季怎样吃瓜果才不伤脾

夏天是各种瓜果成熟的季节，吃水果可以给孩子补充必要的水分，还可以强健孩子脾胃。但是各位家长要注意，水果虽好，但不能让孩子放开吃。

不要多吃酸味水果

酸味水果如梅子、李子、杨梅等，所含的酸性物质不易被氧化分解，一般不建议多吃；水果中的酸味会同胃酸一起刺激胃黏膜；同时便秘的孩子也应少吃酸味水果，以免加重便秘。

不能空腹吃的水果

橘子、杏、山楂等都不要空腹食用。橘子中含大量糖分和有机酸，空腹食用则易产生胃胀、呃酸；杏不能空腹吃，也不能在吃了肉类和淀粉类食物后吃，有可能引起胃肠功能紊乱；山楂味酸，空腹食用会导致胃部难受，甚至疼痛。

○ 常见果品孩子夏天怎么吃 ○

西瓜	小朋友都爱吃，适当吃西瓜确有清热解暑的效果。但如果吃太多，反而会伤害脾胃，使孩子的胃口变差。夏天给孩子吃西瓜，以每次1~2块为宜
苹果	中医认为苹果有益气和胃的功效，有助于孩子消化。但是由于苹果含果糖和果酸较多，对牙齿有较强的腐蚀作用，吃后最好及时漱口刷牙
荔枝	可补脑健身，益智。但荔枝一次不能多吃，多吃会上火，轻者出汗、恶心、口渴、乏力，重则昏迷、头晕等，因此孩子不能多吃荔枝。吃荔枝后用荔枝壳泡水给孩子喝，可以去火
芒果	芒果果肉甜美多汁、香气诱人、益胃止吐。果皮可调理湿疹、皮炎，但不要与辛辣之物一起吃，多吃对孩子的肾脏有害

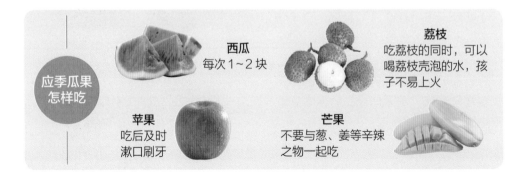

应季瓜果怎样吃

西瓜
每次1~2块

荔枝
吃荔枝的同时，可以喝荔枝壳泡的水，孩子不易上火

苹果
吃后及时漱口刷牙

芒果
不要与葱、姜等辛辣之物一起吃

红豆薏米粥，祛湿健脾孩子爱

夏天要养护好脾胃不受损伤，应该常给孩子喝一款红豆薏米粥。红豆和薏米搭配在一起，是健脾祛湿的好搭档，孩子也容易接受。

红豆、薏米，健脾胃、祛湿气

红豆，在中药里称赤小豆，有利水、消肿、健脾胃功效，因为它是红色的，红色入心，因此它能补心；薏米，在中药里称"薏苡仁"，被列为祛湿上品，可以利肠胃、消水肿、健脾益胃。孩子在夏季既要健脾祛湿，又要补心，薏米和红豆是很好的搭配。将薏米熬成粥，意在使其有效成分充分为人体吸收，同时也不给脾胃造成任何负担。

熬红豆薏米粥有讲究

薏米很硬，红豆也很硬，因此放进锅里熬粥，大概1小时也不会烂，有时候还很可能把水熬干，造成糊底。为大家推荐两种熬红豆意米粥的做法，既容易把粥熬烂，又有利于孩子消化吸收。

材料： 红豆、薏米各50克。

调料： 冰糖5克。

做法一：

1. 在锅里加足够的水，烧开后熄火，让薏米和红豆闷半小时。

2. 再开火，烧开后再煮半小时，薏米红豆粥就煮好了。

做法二：

使用保温瓶，把薏米和红豆放进去，然后倒开水，塞紧瓶塞，晚上这样做好，早晨起来吃粥就可以了。

红豆薏米粥有个好处，就是怎么熬都不会黏稠，底下总是熬烂了的红豆和薏米，上面是淡红色的汤，而薏米和红豆的有效成分大半都在汤里。熬粥的时候，水放得多一些，这些汤可以当茶喝。夏天，最好在上午就喝完，用做法二做的粥下午往往会变质。

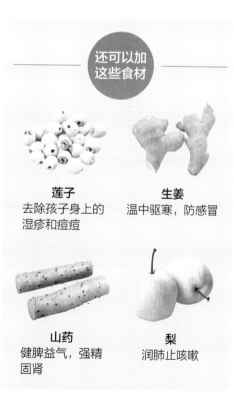

还可以加这些食材

莲子
去除孩子身上的湿疹和痘痘

生姜
温中驱寒，防感冒

山药
健脾益气，强精固肾

梨
润肺止咳嗽

鲫鱼冬瓜汤，孩子长夏健脾好伴侣

每年夏季最后一个月和秋季第一个月，称为长夏，其特点是温度上升到全年最高，湿度也达到全年饱和状态。此时，人体以脾当令，而脾在运化水湿恰恰易受到湿邪侵犯致病。所以，孩子饮食要顺应长夏季节与人体特点，吃健脾利水的食物，其中鲫鱼冬瓜汤就是不错的选择。

鲫鱼搭配冬瓜，健脾利水孩子爱

鲫鱼味道鲜美、肉质细嫩，具有温胃进食、除湿的功效。鲫鱼对孩子脾胃虚弱、厌食、腹泻等有很好的预防作用。鲫鱼所含蛋白质为优质蛋白质，容易被人体消化吸收。先天不足、体虚瘦弱的孩子，经常吃鲫鱼对身体健康有益。另外，鲫鱼还有健脑益智的作用。冬瓜性微寒，味甘，有清热解毒、清胃降火的功效。鲫鱼与冬瓜搭配，很适合孩子夏季健脾祛湿。

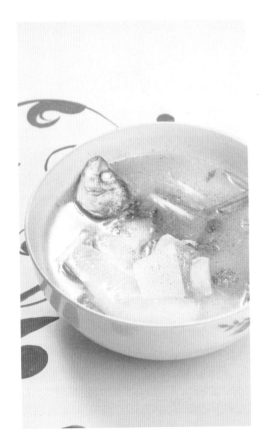

鲫鱼冬瓜汤

材料 鲫鱼 300 克，冬瓜 150 克。

调料 盐、葱段、姜片、香菜末各适量。

做法

1. 鲫鱼去磷、鳃和内脏，洗净，控水；冬瓜去皮除子，洗净，切成薄片。

2. 油烧热，先下葱段、姜片，待爆出香味时，放入鲫鱼煎至两面黄时，加盐后加 3 大碗凉水煮沸。

3. 盛入砂锅内，加冬瓜片，小火慢煨约 1 小时，至鱼汤呈奶白色，放入香菜末即可。

用法 佐餐食用，食鱼肉、喝鱼汤。

功效 健脾暖胃，利尿。

秋季养肺最关键，
不让秋燥损伤孩子身体

秋季干燥，孩子的肺容易被燥气所伤

秋天天气干燥，对于"喜润恶燥"的肺脏是极大的考验。小儿肺脏很娇嫩，更容易受到燥邪的损伤，出现口干、咽干、鼻干、大便干燥等。因此，在秋季要谨防秋燥。

秋季早晚凉，气候干燥，孩子的肺容易受伤

我们大家都有体会，秋天早晚凉，白天气温仍然较高，但天气比较干燥，湿度低。在这种气候条件下出汗较少，夏季积存在体内的燥热不易排出，而外界环境又较干燥，口腔、鼻腔黏膜又缺乏水分滋润，可谓内忧外困，肺脏很容易被燥邪伤害。这时候，要注意对孩子的肺进行养护，让孩子多喝水，适当多吃滋阴润肺的食物，注意增减衣服，预防感冒。

主动饮水是秋季养肺的重要环节

干燥的秋季使人的皮肤变得干燥，主动饮水是秋季养肺的主要环节。饮水固然重要，但饮水也需讲究方法，一次不宜给孩子饮用大量的水，要多次少量饮。

秋季饮食，少辛增酸

秋季饮食，要遵循少辛增酸的原则。少辛，就是少吃辛辣刺激的食物，如葱、姜、蒜、辣椒、花椒等，这些食物多性热，会助生内热，使体内燥气更严重，更损伤肺阴。另外，烧烤、油炸食物也会加重秋燥，不宜多吃。

另外，中医认为辛味入肺，多吃辛辣食物会导致肺气太盛，而肺属金，肝属木，金克木，肺气太盛会使肝受损伤。为防止肝气受损，要适当多吃一些酸味食物，如葡萄、山楂等应季水果。

润肺养肺，初秋清热，晚秋御寒

秋季是天气由热转冷的过渡时期。秋季前期，承袭夏季的炎热，天气特点以热为主，肺脏易受"温燥"侵袭；秋季后期，与寒冷的冬季相邻，天气特点以"凉"为主，肺脏易受"凉燥"危害。根据秋季天气前后的变化，对孩子的饮食护理应该有所不同。

初秋，以清热滋润为原则

初秋，饮食应该以清热滋润为原则，可以多喝一些滋阴清热的汤粥。比如，排骨汤、薏米粥、梨汁等，适合孩子日常食用。

晚秋，以驱寒滋润为主

晚秋，天气逐渐变凉，饮食应该以驱寒滋润为主。不仅要养阴润燥，帮助孩子抵御寒冷的侵袭。这时，可用养肺功能好的银耳、百合搭配红枣、南瓜等做成菜肴或汤羹给孩子吃。

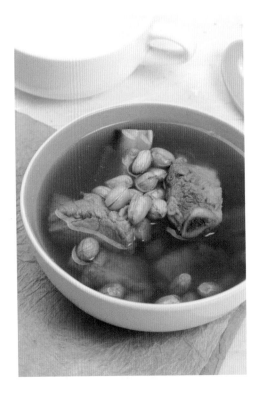

花生排骨汤

材料 花生仁 20 克，排骨 200 克。

调料 盐 2 克。

做法

1. 排骨洗净，剁成块；花生仁用清水泡洗。
2. 花生仁和排骨一起放入煲内，慢火煮1 小时。
3. 调入盐，煮熟即可。

用法 佐中餐食用。

功效 猪排骨含有人体必需的优质蛋白质，具有滋阴润燥、清热的功效。此汤适合在秋季饮用。

雪梨煮汤，秋天常喝可润肺

肺脏最怕燥邪。秋天气候比较干燥，孩子有时感觉肌肤发干、嗓子发干，这其实就是燥邪伤肺的表现。预防燥邪伤肺，首先在饮食上让孩子少吃辛辣食物，减少火气，另外可以吃点雪梨来滋阴润肺。

雪梨最主要的功效就是滋阴润肺

雪梨水多而滋润，果肉为白色，根据中医五行理论，大部分白色食物都对肺脏有好处，所以雪梨最主要的功效就是滋阴润肺。

雪梨能清热润肺、止咳化痰

中医认为，雪梨可润肺清热、生津止渴，能够润肺止咳，改善肺阴虚引起的咳嗽、干咳无痰、唇干咽干等症。

川贝雪梨猪肺汤

材料 猪肺120克，川贝9克，雪梨1个。
做法

1. 将猪肺洗净切开，放沸水中煮5分钟，再用冷水洗净，沥干水分；将川贝洗净打碎；雪梨连皮洗净，去蒂和核，梨肉连皮切成小块。
2. 所有材料放到沸水锅内，小火煮1小时出锅即可。

用法 早晚服用，每周2~3次。
功效 清热润肺，生津止渴。
温馨提示 若是寒痰、湿痰引起的咳嗽，不宜喝川贝雪梨猪肺汤。

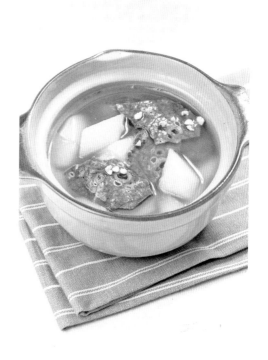

冰糖银耳莲子汤，滋阴润肺防咳喘

燥热的秋季，肺虚的孩子最容易咳喘。所以，在秋季适合给孩子吃滋阴润肺的食物。将银耳、莲子一起煲汤，润肺防咳的作用就很好。

银耳润肺化痰，莲子健脾养胃

用银耳做成的汤羹，滋味甜美，大人孩子都喜欢吃。银耳"清补肺阴，滋液，治劳咳"。银耳不仅是美味食品，还是珍贵的补品；莲子，又名莲米、莲实等，自古以来是老少皆宜的鲜美补养佳品，有很好的滋补作用。中医认为，莲子有补脾益胃，止泻祛热的功效。

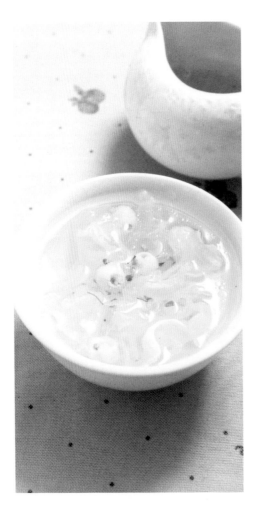

冰糖银耳莲子汤

材料 去心莲子 80 克，银耳 10 克。

调料 桂花、冰糖各少许。

做法

1. 莲子泡发后用温水洗净，倒入碗中，加上沸水，漫过莲子，上屉蒸 40 分钟，取出备用。

2. 银耳用温水泡软，待其涨发后，将根蒂洗净，掰成瓣，上屉蒸熟备用。

3. 锅中倒入 1500 毫升清水，加入桂花、冰糖烧沸，将浮沫撇净，放入银耳烫一下，捞入碗中，然后将蒸熟的莲子沥去原汤放在汤碗中，再将冰糖桂花汤倒入碗中即可。

用法 早晚服用，每周 2~3 次。

功效 养阴润肺，缓解虚劳咳嗽。

冬季寒冷，孩子养肾很重要

冬天寒冷，让孩子"藏"起来猫个冬

中医五行理论认为，冬季属水，其气寒，主闭藏。五脏中肾的生理功能与自然界冬季的阴阳变化相通应，冬季天寒地冻、万物蛰伏，有利于肾的封藏，所以冬天宜养护孩子的精气。

冬季是食养的好季节

肾中精气需要水谷精微的供养，才能不断充盈和成熟。冬天气温较低，肾又喜温，孩子养肾可以通过膳食调理。冬季孩子可选用的补肾食物有核桃、黑芝麻、羊肉等。

冬天，寒冷的气候容易使体弱的孩子患上感冒，而且也是各种传染病的多发期。在冬天，可以让孩子多吃一些蔬菜水果，比如大白菜、圆白菜、橘子、橙子等，蔬果中的各种营养物质有助于增强孩子的身体抵抗力。

冬季按揉孩子丹田可护肾

中医认为，位于脐下3横指处就是丹田穴。丹田穴有护肾暖阳、温暖脾胃的作用。将两手搓热，在孩子腹部丹田穴按揉20~30次，直到皮肤温热变红，补肾的元气，提高抗病能力，可增强孩子机体免疫功能。

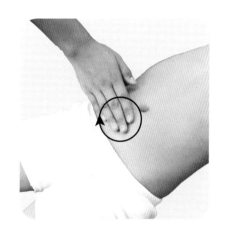

冬天御寒，护好孩子三个部位

腹部 腹部为神阙穴（肚脐）所在，神阙部位耐暖不耐寒，如果腹部着凉，容易引起孩子腹痛、腹泻等问题。所以冬季穿衣盖被要护好孩子的腹部。

腰部 腰部是藏肾的地方。寒冬季节要切实注意腰部的保暖，以免风寒侵袭。

背部 "背为阳"，人的背部是身之表，在督脉和足太阳膀胱经所行之处，是人体健康的重要屏障，易受风寒而损伤人体阳气而致病，尤其影响心肺健康。给孩子背部做保暖，可固护阳气，抵御寒邪。

冬季暖肾，多让孩子吃血肉有情之品

寒冷的季节，孩子要储存能量，抵御严寒。同时，孩子还比大人多了一层需求，因为他需要满足日益生长发育的营养需要，对营养的需求更高。

冬天让孩子怎样进补

冬天是滋补的佳季，许多大人会趁此机会服用保健品或补品，但孩子不宜进补大人的保健品，更不宜进食滋补功效强烈的食品（如人参、甲鱼等），以免诱发性早熟。聪明的爸爸妈妈要选择适合孩子的冬令食补良品，帮助孩子驱散寒冷，增加体热。

◦ 孩子冬季的三道滋补肉食 ◦

羊肉	羊肉为暖体的优良食品，适合孩子在寒冷季节食用
鸡肉	鸡肉含蛋白质高于猪肉，其中氨基酸组成与人体需要模式接近，营养价值高，脂肪含量多为不饱和脂肪酸，还含有多种维生素，以及钙、磷、锌、铁、镁等，具有强身、健体、益智的功效
牛肉	牛肉可以补中益气、滋养脾胃。寒冬孩子食用牛肉可暖胃

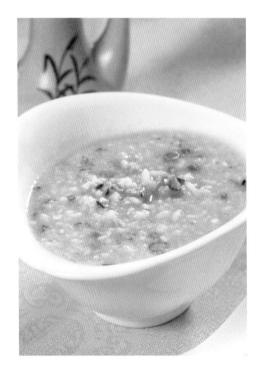

香菇鸡肉粥

材料 鲜香菇2朵，鸡胸肉150克，大米50克。

调料 盐、香油、葱花各少许。

做法

1. 鲜香菇去柄，洗净，切末，放入沸水中焯烫，取出切末；鸡胸肉洗净，切末；大米淘洗干净，浸泡30分钟。

2. 锅内加适量清水置火上，放入香菇末和大米中火煮沸，转小火煮至黏稠，加入鸡肉末稍煮，加适量盐、葱花调味，淋上香油即可。

用法 冬季早晚服用。

功效 健脾暖肾，适合消化不好、营养不良的孩子食用。

桂圆红枣八宝粥，暖养孩子过一冬

冬季"寒流"来袭，气温突然变得寒冷，孩子的抵抗力比较低，病毒容易乘虚而入。这就需要做好孩子在冬季的御寒工作，喝粥是孩子抵御寒冷的好方法。将五谷杂粮汇合在一起熬制一碗热气腾腾的粥，可以暖养孩子不受寒冷侵扰。

冬季寒冷，孩子需要暖养

冬季，孩子的身体需要暖养，可选温热食物熬煮成粥给孩子喝，有温暖脾胃、养阳补肾的功效。常选的食物有桂圆、红枣、糯米、红豆、花生仁等。桂圆可补肾温阳，红枣可健脾养血，糯米有补血益气的功效，红豆、花生仁可补血。

桂圆红枣八宝粥

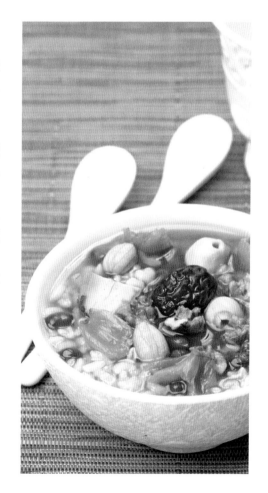

材料 糯米 30 克，薏米、大麦仁、花生仁、莲子、红豆各 10 克，桂圆肉、水发银耳各 15 克，红枣 2 枚。

做法

1. 将糯米洗净，浸泡 2 小时；将大麦仁、薏米、红豆、莲子洗净，浸泡 4 小时。
2. 放入锅中加适量水煮开，放入大麦仁、薏米、红豆、莲子煮开，加盖小火煮 30 分钟，放入糯米、花生仁、红枣、桂圆肉、水发银耳，用勺子搅匀，大火煮开，加盖小火煮 20 分钟关火，再焖 10 分钟即可。

用法 早晚服用，每次 1 碗。
功效 健脾暖肾，御寒保暖。

孩子春季容易花粉过敏，如何预防？

孩子在春天发生花粉过敏，这是指由花粉引起的变态反应病的总称。由花粉引起的过敏性鼻炎、过敏性哮喘，甚至是过敏性结膜炎等都可以称为花粉症。花粉过敏的孩子，春天外出要戴太阳镜、口罩，不要在室外久留（尤其是花粉指数高的时间，例如晴天的傍晚）。带孩子做户外运动时，尽可能选择花粉指数低的时候，比如清晨或者一场阵雨之后；不要在室外晾衣服，否则衣服上容易沾染花粉，导致孩子过敏。

为什么孩子夏天睡觉总流口水？

中医认为这是脾不足的表现。正常的时候，脾有收摄的能力，可以控制口水的收放。没有食物的时候不分泌，有食物才分泌。但有时候脾的功能紊乱了，口水不该出来的时候却出来了，所以孩子才出现睡觉时流口水的情况。这需要给孩子补脾胃，吃一些健脾食物，比如小米、山药、牛肉等。

孩子秋冬两个季节总得支气管炎，尤其是雾霾天更为严重，有什么食疗方可以预防？

这是孩子肺气不足的表现，中医认肺喜湿恶燥畏寒，秋天干燥，冬季又寒冷，都容易使肺受伤。预防支气管炎，可以在季节变换的时候喝一款杏仁雪梨汤。取雪梨1个，去核，切小块，与杏仁3克，冰糖10克放在碗中，加适量水放锅内蒸1小时后吃梨喝汤。

孩子冬天老爱出汗，是体虚的表现吗？

中医认为"汗为心之液"，心气虚则不能敛汗，会导致汗液频频外泄。孩子冬天经常出汗说明心气不足，而心气根于肾气。所以，出汗也是在耗肾气。孩子大量出汗后要及时给身体补充水分，维持身体正常运转。补充水分应该少量多饮，即每次补充100毫升左右，不要暴饮。

不良情绪伤身体，
做孩子最好的心理医生

忧思伤脾，孩子的心思家长要明白

孩子压力大、思虑重，容易伤脾

现实生活中，家长对孩子的关心往往只体现在"物质"上，对孩子精神层面的关心却十分少。许多家长会说，小孩子哪有那么多心理问题，吃好喝好就足够了。这样说有些武断，随着孩子越长越大，思想也越来越复杂，心理健康对身体健康的影响也越来越大。

孩子情绪不好，就会引发脾胃系统的毛病

中医理论认为，五脏、五行、情志是对应的。其中，脾胃属土，脾主思。思虑过多，会使脾胃受损。家长的严格管教和学习方面的压力，都会使孩子思虑重重。

孩子上学压力大，导致吃饭不香

一次，有位家长带着9岁的男孩来向我咨询问题。家长问我："孩子怎么不长个，胃口不好，显得特别瘦？"我问家长："孩子平时上学压力很大吧？"家长说："特别大，经常作业写到夜很深。"我认为，这就是孩子负担过重，导致情绪不畅，气血紊乱，伤到了脾胃，所以孩子就胃口不好，也不爱长个。

要少给孩子压力，多关照孩子的情绪

现代许多孩子脾胃不好就是压力大、情绪不佳造成的。为什么有的孩子在吃饭的时候生气，就胃疼，而且以后再生气，也胃疼，这实际上就是情绪失常引起了脾胃系统的病变。这说明脾胃实际上和情绪密切相关。

如果给孩子过多压力、焦虑、紧张，那么这个孩子的脾胃系统就会失常，失常以后身体吸收营养物质的能力就会下降，生长、发育就容易出问题，引发各种疾病，因为脾胃没法吸收食物的营养物质了，它正气不足，就容易导致抵抗力不足，就容易生病。所以，如果只想把学习搞上去，不顾孩子的压力，那么当他的情绪、身体出了问题后，可能连普通的水平都跟不上，那就是很可悲的事情了。

为什么孩子脾气大

有的孩子脾气特别大、特别闹，家长可能以为这是孩子性格问题。岂不知，很可能是孩子身体状态不佳引起的。

阴虚体质的孩子最容易发脾气

阴虚就会生内热，体内有虚火，人就会烦躁，就爱生气。现在许多孩子喜欢吃肉，所以阴虚的情况比较多，他们晚上睡觉爱盗汗，平常也脾气大、心烦、手脚心热、大便干燥等，这些症状都是阴虚的表现。还有，这类孩子舌头红、舌苔薄、嘴唇鲜红，往往也是阴虚的症状。孩子出现了这些症状，家长就要想办法给他滋阴，这样孩子慢慢脾气就好了，火气也会降下来。

阴虚火旺是怎么回事

许多孩子脾气很大，是阴虚火旺导致的。所谓阴虚火旺，就是在阴虚的时候，因为津液不足，滋润的力量不够，则显得阳气过剩，这时并不是真的热有多余的情形，而是相比较而言，阴少了，阳就显得多余。这时的火是虚火，比如阴虚的人会出现咽喉干燥、想喝凉水、眼睛干热、手脚心热等一系列热症。但是这些热都是虚热，是主滋润的津液不足造成的，所以这时的"火旺"是相对而言的，并没有真的火能够去除，而是需要滋补阴津。把阴精养足了，虚火就会降下来。

木耳红枣羹

材料　木耳 15 克，红枣 8 枚。
调料　冰糖 3 克。
做法
1. 将木耳、红枣放入锅中，加入冰糖。用水约一碗半（孩子吃饭用的小碗），泡 20 分钟。
2. 放在火上煮开约半小时后，最后煮成半碗。

用法　分 2~3 次服用。
功效　木耳药性缓和，可滋阴润肺，又可调节免疫力；红枣可健脾养血。只需这两味食材，再加些冰糖，滋阴生津的效果更好。

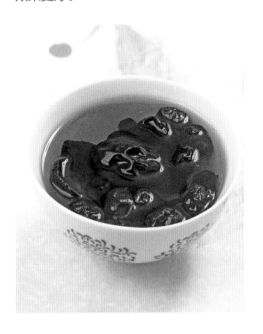

想太多的孩子，容易吃饭不香

中医认为，五脏与七情相对应。其中，与脾对应的情志是思，如果孩子思虑过度，则会对脾功能造成损伤。最常见的就是引起吃饭不香、消化不良、积食等。

不要给孩子过大的心理压力

有个上二年级的男孩，平时老师和家长对他要求都比较严，心理压力很大，以至于每次期末考试都忧心忡忡，吃饭不香。家长为了孩子考出好成绩，每逢考试前都会给孩子做营养餐，但孩子就是吃不下。父母都很着急，经过我给孩子做诊断，是脾虚导致的厌食。

我告诉孩子家长，这是由于孩子思虑重引起的消化不良，让家长多鼓励孩子，为孩子树立信心，平时给孩子煮一点山药红枣莲子羹喝。经过一段时间的调理，孩子吃饭香了，学习成绩也有所上升。

瘦弱的孩子往往心思过重

我们都有过这样的体会：心里惦念一件事，总感觉茶饭不进，这就是"忧思伤脾"的表现。孩子也如此，很瘦弱的孩子，往往"心思重"，平时想得太多，以至于孩子脾胃功能不佳，吃饭少。还有许多孩子一到考试就吃不下饭，这是心理负担影响脾胃功能造成的。

家长给孩子宽心最重要

对于思虑过重的孩子，家长要学会给孩子宽心。每次考试的时候不要给孩子施加过多的压力，应该时时鼓励孩子，不让孩子费思量和紧张。否则加重了孩子的心理负担，容易适得其反。

山药红枣莲子羹

材料 山药100克，去核红枣3枚，莲子10克，大米60克。

调料 冰糖10克。

做法

1. 山药去皮，洗净、切块，泡在滴有白醋的水中，以免氧化发黑；红枣、莲子洗净；大米淘洗干净。

2. 所有材料放入锅中，加水煮熟，最后放入冰糖煮至化开即可。

用法 早晚服用，每日1剂。

功效 益气健脾，养心止泻。山药可健脾胃，止腹泻；红枣能补脾和胃，益气生精；莲子能补脾胃，补养心气。将三种食材一起做成羹，可缓解孩子因思虑导致的脾虚。

千万不要在饭桌教训孩子

有一些家长常在饭桌上批评教育孩子，认为这是和孩子做思想交流的契机。其实不然，吃饭的时候教训孩子，会影响孩子的情绪，既起不到教育效果，还会给孩子带来巨大的心理压力，极不利于孩子的成长。

饭桌上批评孩子，使孩子情绪压抑、食欲不振

孩子的食欲，受心情影响比较大，心情愉悦自然胃口比较好，吃得也多；心情压抑便"食不甘味"，没心思吃饭。

许多家长平时工作忙，没有太多时间陪孩子，一天也就吃饭时全家能在一起。家长出发点是好的，想着能在轻松的进餐氛围中教育一下孩子，可是聊天的内容动不动就是"这次考多少分""你怎么不懂得好好学习"……在这种情况下，孩子就没有吃饭的欲望。时间一久，孩子就会将"吃饭"和"挨批评"联系一起，思虑过久就会伤脾，变得对吃饭比较排斥，严重时还会厌食。

饭桌上教训孩子，会使孩子消化不良

孩子在饭桌上遭到批评，心情糟糕时，为了逃避压抑的饭桌环境，匆匆吃几口就离开了。这种情形下，孩子不能像往常一样细嚼慢咽，甚至连口汤都不喝，肯定影响消化吸收。

有时候，家长训斥孩子太严厉，直接就将孩子教训哭了。孩子一边抽泣、一边吃饭，容易导致小骨头、鱼刺等卡喉。

饭桌上可培养孩子的参与意识

饭前让孩子分发筷子、勺子，饭后让孩子帮忙撤盘子、抹桌子……这些力所能及的家务孩子完全可以胜任。通过参与家务，慢慢培养孩子的家庭责任感。

饭桌上，让孩子学习进餐礼仪

一个孩子的家庭教养和人品，往往在餐桌上能够得到体现。进餐礼仪，对孩子的人际交往及未来的成长发展都有重要的帮助。

所以，家长一定要将进餐的礼仪告诉孩子：主动帮长辈摆碗筷；等长辈入座自己再坐；不许把好吃的菜拉到自己面前；夹菜的时候不许满盘乱翻；尝过的东西不能再放到盘子里。

孩子叛逆、缺乏耐性怎么办

中医儿科干货分享

◦ 孩子叛逆的表现 ◦

表现 1	表现 2	表现 3	表现 4
固执坚持，顽固抵抗	公共场合大哭大闹	我行我素	别人让做什么，自己就反着来

孩子叛逆，父母的安抚最重要

当看到孩子开始出现逆反心理，情绪很激动时，爸妈首先要控制好自己的情绪，不要硬来，否则只会火上浇油。正确选择就是冷处理，先不理他。当孩子开始用大哭这种形式考验爸妈时，爸妈就要狠下心，等孩子哭完了，平静下来再教育。

温暖法

爸妈要理解、关心、鼓励和信任孩子，多沟通，做他的朋友，发现孩子有进步，就要给予及时肯定和表扬。

心理安抚法

平时要主动帮助孩子客观了解自我，克服他们认知上的主观性和片面性，培养良好情绪，锻炼意志，增强他们的自我控制能力，最终促进孩子心理健康良性发展。

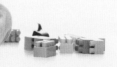

悲伤肺，孩子健康首先要快乐

闷闷不乐的孩子最容易感冒

在五脏与七情的对应关系中，肺主悲，悲伤的感情对肺刺激很大，会使肺气被不断消耗，就容易感冒。许多家长不重视孩子的心理健康，孩子的喜怒哀乐家长不清楚，以至于孩子生病了都找不到病根。

李大夫医案

悲伤会使孩子的肺受损伤

我曾经遇到过一个小女孩，孩子平时很少感冒，也不知为什么这次得了严重的感冒。和孩子聊天才知道，原来最近妈妈带着她去旅游，不小心将她心爱的芭比娃娃丢了。虽然妈妈说再给她买一个，但女孩就是对原来的这个娃娃有感情。于是，她整天不开心，时间长了就生病了。

悲伤的情绪会造成肺卫不固

悲伤的情绪不断损耗肺气，肺主呼吸的功能就减弱了，造成肺卫不固，容易被外邪侵袭，于是感冒、咳嗽、哮喘等病症就找上门了。

中西医都认为，悲伤对身体负面影响很大

从中医角度讲，悲伤肺，会影响肺的呼吸和防卫功能。西医认为，悲伤情绪会影响人体内许多激素的分泌，影响免疫功能，造成机体抵抗力下降。

孩子悲伤时，家长要正确引导孩子发泄情绪

当孩子心情不爽时，家长一定要学会观察，并给予孩子积极的开导，让孩子从悲伤情绪中走出来。家长可以抽出时间，和孩子做游戏，给孩子讲故事，积极引导孩子。

和孩子交心，让孩子变开心

在许多家长印象中，孩子都是无忧无虑、快乐成长的，好像不会有什么烦恼的事情。其实不然，孩子虽然小，但他们也有喜怒哀乐。

家长不仅要关心孩子的物质需求，还要关心孩子的精神需求

家长们对孩子的物质生活都很关心：每天怎么吃，怎么穿，家长都会计较，但对于孩子的精神世界关心不够。

认真些的家长，有时会问问孩子在幼儿园、学校发生了什么事情，但一般也是听一下，不往心里去。或者只关心与学习相关的事，其他事就不关心了。这样不被家长关心的孩子，要想健康快乐地成长，多么难啊。

家长要学会让孩子从困难中走出来

孩子在成长的过程中总会遇到一些困难、挫折，孩子的心情也会受到影响。所以，家长要及时引导孩子，让他从暂时的困难中走出来，消除不良情绪的影响。这样，孩子不仅能在挫折中吸取经验教训，不断成长，心理也会越来越健全。

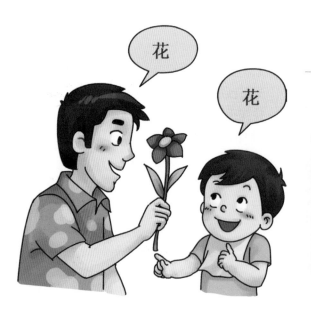

○———— ○ TIPS ○

孩子说悄悄话有什么学问？

孩子有隐私，也有秘密。有些秘密，让他一直憋在心里不是好事，所以家长一旦有所察觉，就要尽力帮他解决、疏导，睡觉前是最佳的时机，因为脱了衣服钻进被窝的孩子，就卸下了自己的心理防线，更容易和家长说内心的困扰。所以，如果觉得孩子最近的情绪不对劲，可以在孩子躺下后，坐在床边，和孩子谈谈心，试着给他一些暗示，帮助其渡过难关。

肺最怕生气，孩子养肺不能生气

生活中，人们生气时常会说"我肺都要气炸了"。肺真的能气炸吗？孩子经常生气，会对肺有哪些影响？这得从肺部的功能说起。

肺的呼吸功能正常，才能保证体内气体顺利交换

中医认为，肺在五行中属金，在人体内处于五脏六腑的最高处，能够负责气的宣发肃降。简单而言，肺主气的功能和呼吸功能类似。只有肺主呼吸的功能正常，才能保证体内浊气顺利排出，大自然的清气能够吸入；若呼吸停止，不能吸入清气，不能排出浊气，体内外的气体不能做交换。

大怒伤肝，也伤肺

大怒是伤肝的。"怒则气上"，愤怒之下，肝气上冲，血也跟着上冲，所以人在十分生气时会脸红脖子粗。这股怒气不能发泄，就会在体内郁积，横冲直撞就会伤害肺，这就是中医所说的"诸气愤郁，皆属于肺"。因为肺主呼吸，"怒火攻肺"时肺气不畅，孩子就会出现呼吸困难。

月季花桂圆水

材料 月季花 3 朵，桂圆肉 20 克。

调料 蜂蜜适量。

做法

1. 将桂圆肉切成碎块，月季花用清水洗净后切成丝。
2. 向锅中加入适量清水，水煮沸后将桂圆肉放进锅中；3 分钟后将月季花放入锅中，均匀搅拌，稍煮片刻即可熄火。
3. 饮用时加适量蜂蜜调味。

用法 孩子生气或心情不痛快时饮用，每次 1 小杯。

功效 宁心益气，呵护孩子肺脏。

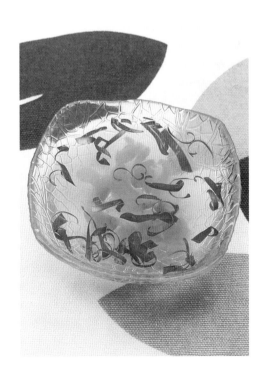

常带孩子到郊外散散心

现在城市里的孩子，不少都时常在屋里待着。尤其是夏天，长时间待在空调房里，不接触外界的新鲜空气，很容易受凉，使阳气受损，导致肺受到损伤。

空调房很容易损伤孩子肺的阳气

孩子待在空调房里，冷风一吹是感觉很爽，但身体不一定能够承受得了，阳气很容易受损。到了夏天，通过出汗来散热，空调一吹，汗排不出来，水湿就会存在体内。肺主水，本来肺是要把水通过汗疏泄出去的，结果被冷风强行堵回来，肺就要消耗更多阳气去做这些事。阳气受损，就无法运化水湿，造成体内水湿内停，水湿容易化成痰，从而出现咳嗽。

带孩子到野外清清肺

家长要在每周末带孩子到野外走走、玩玩，让孩子了解自然，热爱自然，多呼吸新鲜空气。让孩子在阳光下跑跑步，出出汗，把体内的湿邪排一下。

另外，去野外游玩，还能帮孩子开阔眼界，多接触大自然，多认识花鸟虫鱼，孩子的心情就会变好，见识也会越来越广，有益于身心发展。

◦ 适合孩子的户外活动 ◦

放风筝	带孩子一起放风筝，可以促进孩子周身血液循环，让孩子肺气畅通
丢沙包	和孩子一起玩丢沙包的游戏，可以使孩子性情开朗，增强融入感
登山	大自然是一个天然的氧吧，登山是对这个氧吧最正确的消费。经常登山，对整天在屋里的孩子来说是一种精神的放松

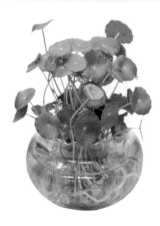

◦ TIPS ◦

如何减少家庭装修对孩子肺的伤害？

各种装修材料很容易损害孩子的健康，家庭做装修首先要选择环保的装修材料，值得信任的厂家；其次是装修完毕要有几个月时间给居室通风；再次，要综合使用各种去除污染方式，比如水果吸附法、植物吸附法、活性炭吸附法，醋水熏蒸法等，可以尝试。

恐伤肾，千万别吓着孩子

孩子就像小鸟一样怕惊吓

大人有喜、怒、忧、思、悲、恐、惊等情绪，孩子同样一种也不少，孩子缺少的只是对七情的承受能力。中医认为惊恐伤肾，有的孩子受到惊吓就尿裤子，是典型的情绪对孩子身体的影响。

尿裤子，孩子受惊吓后的典型表现

有个 4 岁女孩的爸爸对我说，他脾气不好，有一次孩子犯了点小错误，就厉声呵斥了孩子几句。孩子哭了，一边哭一边站着尿裤子。后来连续两个夜晚睡不着觉，说梦话，还啼哭。

孩子爸问我，孩子是不是生病了？我说，是被您发脾气吓到了。

孩子被吓到容易生病

四五岁的孩子就像春天的小鸟，活蹦乱跳的，最禁不住惊吓。有时候孩子不听话，家长就会说："再不听话，我就去找医生给你打针。"这时，在孩子眼里，医生不是白衣天使，可能是像故事书里的大灰狼，见到穿白大褂的医生第一反应就是哭。

还有的家长会对调皮的孩子说："不听话，爸爸妈妈就不要你了！"孩子就会以为爸爸妈妈真的不要他了，从而变得伤心。

孩子为什么容易被吓到

孩子的情感空白得像一张纸，大人说什么，他就相信什么。所以不能吓唬孩子。惊恐伤肾，肾气失固，所以孩子被吓到时会小便失禁；郁伤脾，所以孩子心情不好了就会没有胃口，再好的饭菜吃起来也不香。

家长要学会做孩子的朋友

父母们要想真正理解孩子的心思，就要学会先做孩子的朋友。确切来说，是要做孩子的"小朋友"，融入到孩子的领地。以大人的姿态逗孩子的方法不可取，吓孩子的方法更是要不得，这样只会给孩子的心理安全感种下病根。

孩子夜晚睡觉不安宁，怎么办

许多孩子如果受到惊吓夜晚睡觉就容易哭闹。有时候，父母怎么都哄不住，让父母非常费神。孩子因为心神怯弱，一感受到风吹草动就容易受到惊吓。这需要呵护好孩子的心神，不让孩子受惊。

要让孩子心神安宁、不受惊，孩子手上就有两个特效"妙药"：肾经、小天心穴。经常按揉这两个穴位，就有很好的效果。

补肾经，培补孩子先天

精准定位：小指掌面指尖到指根成一直线。

推拿方法：用拇指指腹从孩子小指尖向指根方向直推肾经 30～50 次。

主治功效：补肾健体。

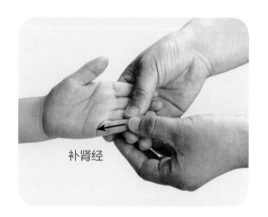

补肾经

掐揉小天心穴，安神镇惊

精准定位：手掌大小鱼际交接处的凹陷中。

推拿方法：用中指指腹掐揉孩子小天心穴 100～300 次。

主治功效：掐揉小天心穴有清热镇惊、安神明目的功效，主治小儿受惊、夜啼、烦躁不安等。

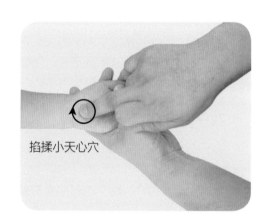

掐揉小天心穴

千万不要在孩子面前暴跳如雷

家长在教育孩子时（尤其是年龄比较小的孩子），千万不要对他们经常发脾气。发脾气，教育的效果可能会越来越差。

经常对孩子发脾气，孩子就会因惊恐而变得胆小

爱发脾气的家长，孩子大多都避之，有什么知心话也不主动对家长说。这样时日一长，家长和孩子之间就没有良好的沟通纽带。家长一说话，孩子就惊恐不宁，从而变得胆小。

经常对孩子发脾气，孩子会变得孤独

当父母骂孩子的时候，孩子都非常难受，因为他们感觉到家长的冷漠和不理解，时间久了，孩子和家长之间就有了代沟，只会让孩子觉得父母不喜欢他，这样就会变得孤独。

家长应该这样控制自己的情绪

第一，培养孩子的独立意识。要尊重孩子，耐心听从孩子的想法，让孩子小时候就培养独立意识，学着自己做一些事情。

第二，让孩子做自己喜欢的事情。其实孩子应该有自己的爱好，家长不能一直强迫孩子做他不喜欢的事情。

第三，及时提醒自己不能发脾气，否则只会给孩子造成伤害。

○ **TIPS** ○

家长平时如何顾及孩子的感受？

家长在适当的时候要顾及孩子的感受，不能发脾气，要和孩子平静交流，多听听孩子的想法，和孩子有良好的关系，这样家庭才会和谐，孩子才会健康成长。

夏天孩子晚上不早睡，早晨不早起，怎么办？

按照中医养生的原理，夏天应该是早睡早起有利于健康，成人孩子都应该遵循这个规律。因为孩子年龄小，家长要学会引导孩子早睡早起，及时到室外呼吸新鲜空气。

4 岁半的孩子总是吃手入睡，这种做法对孩子健康有没有影响？

孩子可能在 3 岁之内就有吃手的习惯。几个月的孩子吃手，是因为孩子把手当成一个玩具，吃起来也不会咬疼自己，吃手是给他们带来快乐的一种方式。3 岁以后的孩子如果还吃手，说明是对这种快乐的一种依赖。吃手这种习惯，时间久了对口腔造成不良影响。让孩子改掉这种方式也要讲究方法。看到孩子吃手的时候，不要去强化"别吃手"这个概念，而可以抱抱他、亲亲他，把孩子的小手占用过来，这样就慢慢弱化了"吃手"的行为。

1 岁的男孩晚上醒来总哭，有时候一晚上醒五六次，这是为什么？

可能是夜惊。按照 182 页讲到的揉小天心、补肾经的方法试一试，看看会不会有所好转，如果没有好转，并有加剧的趋势，建议去医院就诊。

孩子睡觉总踢被子，是因为热还是心理问题？

中医认为，孩子是纯阳之体，阳气充沛。偶尔睡觉踢被子是正常表现，是体内燥热引起的。如果经常性踢被子，可能就是上火的表现。可以给孩子吃一点滋阴清热的食物，比如梨、冬瓜、鸭肉等。

3 岁的孩子，平时不爱跟别的小朋友玩，是怎么回事？

不用刻意调整，要学会正确引导孩子，比如平时给孩子讲一些团结友爱的故事，让孩子明白在社会上行走，是需要和人一起合作的道理。还可以多带孩子和小区里的小朋友接触，时间长了，就会改变孩子不合群的行为。

孩子这些多发病症，
和脾肺肾有关

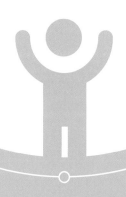

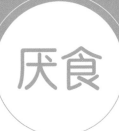

厌食

健脾开胃，让孩子少吃零食，爱上吃饭

典型症状：孩子不爱吃饭，消化差，伴有形体消瘦

孩子厌食，大多是家长惯出来的

孩子的很多疾病都是吃出来的，尤其是厌食，与家长的喂养不当有直接关系。许多家长看起来很重视孩子的吃饭问题，孩子想吃什么，或者认为什么有营养就给孩子吃什么。实际上，孩子的喂养并不是这样简单的事情。在饮食上一味由着孩子的性子和家长的喜好来，只能毁了孩子的健康。

许多孩子喜欢吃鸡腿、牛奶、牛肉等，这些食物都很有营养，但吃多了也不行，因为孩子的脾胃功能本来就弱，这么多富含蛋白质的食品，根本消化不了。

还有的孩子喜欢吃水果，夏天抱着个西瓜就吃，西瓜性凉，吃多了不仅会伤脾胃，还占肚子，怎么还能吃得下饭呢？还有许多孩子偏食、挑食、爱吃零食，这对脾胃功能影响非常不好，导致孩子不喜欢吃饭。

小儿厌食也分好多种，一定要找准原因

小儿厌食有多种类型，厌食类型不同调养起来侧重点不同。家长一定要根据孩子的具体症状找准厌食的原因，有针对性地调理。

脾胃不和型

如果孩子仅仅是食欲不振，吃多就觉得肚子胀，但精神状态很好，大小便也比较正常，在中医属于脾胃不和，采取食疗方法健脾和胃，很快就能调整好。平时可以让孩子多吃一些健脾益胃的食物，比如山药、红枣、牛肉等。

脾胃气虚型

如果孩子除了不爱吃饭，精神状态也不佳，不爱说话，大便不成形，夹杂有未消化的食物，那就属于脾胃气虚证，需要健脾益气，可以给孩子吃玉米糊。

脾胃阴虚型

如果孩子不爱吃饭，但爱喝水，尤其喜好冷饮，而且皮肤干燥、便秘、尿黄，那就要考虑脾胃阴虚证，要注意滋养胃阴。小儿健胃糖浆有健脾消食、养阴清热的作用，可到各大药店购买，要按说明书或在医生指导下使用。

小儿厌食特效中成药

小儿健脾丸：健脾开胃，消食化积

小儿健脾丸有健脾、和胃、化滞的功效，用于小儿脾胃虚弱引起的消化不良，不思饮食，大便稀溏，体弱无力。口服，每次服1丸，每日服2次。

小儿厌食饮食调理

1.饮食要定时定量，保证一日三餐，吃饭前2小时不能吃零食。家长要做清淡、易消化的饭菜给孩子吃。

2.食物不要太过精细，让孩子适当多吃蔬菜和粗粮。烧烤、油炸、生冷食物伤脾胃，别给孩子吃。

3.平常少吃板栗、粽子等难消化的食物，少喝冰镇冷饮。

4.从食物中补充维生素和微量元素，保证新鲜蔬菜水果的摄入量，适当吃些海产品。

小儿厌食生活调理

1.注意饮食起居按时有度，纠正不良的饮食习惯。

2.培养孩子良好的性格，保持良好的情绪，吃饭时不要训斥、打骂孩子。

3.孩子出现食欲差时，要及时查找原因，采取针对性调治措施。

调理厌食特效食材

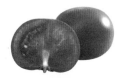

番茄
健脾开胃
生津止渴

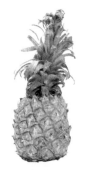

菠萝
补脾胃
润肠通便

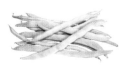

扁豆
健脾和中

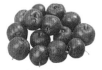

山楂
健脾开胃
理气化食

小偏方大功效

鸡内金粥，改善小儿厌食症

将鸡内金用小火炒至黄褐色，研成细末。先用大米60克加水适量煮至稀稠适当，放入鸡内金粉3~6克，加适量白糖，分次温服。

小儿厌食对症按摩

脾胃不和型

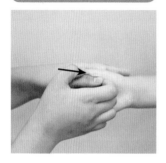

补脾经：用拇指指腹从孩子拇指指尖向指根方向直推脾经 50~100 次，可健脾和胃，调理孩子吃饭不香

脾胃气虚型

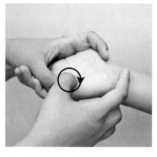

运内八卦：用拇指指端顺时针方向运孩子内八卦穴30 次

脾胃阴虚型

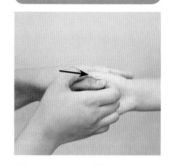

补脾经：用拇指指腹从孩子拇指指尖向指根方向直推脾经 50~100 次，可补脾胃，缓解小儿厌食

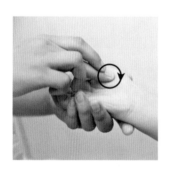

揉板门：用中指的指端揉孩子板门穴 50~100 次，可以健脾和胃、消食化滞

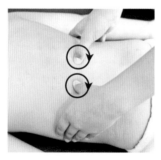

按揉脾腧穴：用拇指指腹按揉孩子脾腧穴 100 次

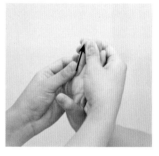

清肺经：用拇指指腹从孩子无名指根部向指尖方向直推肺经 50~100 次。可清肺健脾，调理小儿厌食

○ TIPS ○

中药敷贴如何巧治孩子厌食？

将吴茱萸、白胡椒、白术各 5 克研成细末，用陈醋调成膏状，敷在孩子肚脐上，外面用纱布固定。每 2 天换药一次，7 天为一个疗程。

纠正厌食食谱

玉米番茄羹

材料 番茄 50 克，鲜玉米 30 克。

调料 盐 1 克，水淀粉、香菜末、奶油各 3 克。

做法

1. 番茄洗净，去皮，切丁；香菜洗净，切末。

2. 锅中加水烧沸，先下入玉米稍煮一下，再倒入番茄丁，继续烧至沸。

3. 改小火，将奶油慢慢倒入锅中，调入盐。

4. 用水淀粉勾稀芡，盛入汤碗中，撒上香菜末即可。

功效 健脾益胃，调理孩子食欲缺乏、厌食。

烹调妙招 尽量避免玉米与牡蛎同食，否则阻碍锌的吸收。

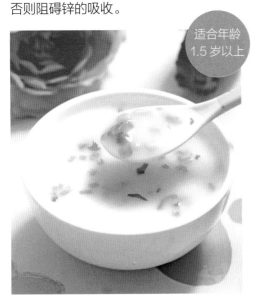

适合年龄
1.5 岁以上

奶香白菜汤

材料 白菜 30 克，牛奶适量。

做法

1. 白菜洗净，切条。

2. 锅内加水烧开，放白菜条，小火稍煮。

3. 最后加入适量牛奶煮沸即可。

功效 大白菜中膳食纤维的含量较高，有利于孩子的肠道健康，还可以帮助积食的孩子消食。

烹调妙招 白菜要顺丝切条，好嚼，有利于孩子消化吸收。

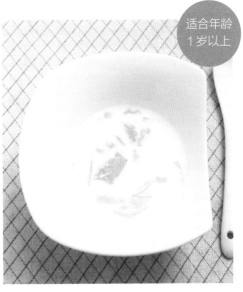

适合年龄
1 岁以上

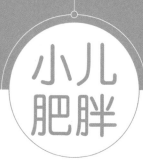

小儿肥胖

健脾助消化，不让孩子长成"小胖墩"

典型症状：肥胖的孩子常疲劳，用力时气短或腿痛

孩子肥胖，多因脾虚不消化引起

孩子肥胖通常与饮食习惯有关：爱吃甜食和油腻的食物，暴饮暴食，常吃零食，不喜欢吃蔬菜和水果。孩子脾胃本来就虚弱，再加上父母给孩子多吃肥甘厚腻的食物，便会造成孩子消化不良。食物长期在脾胃积滞，就会引起肥胖。所以，调理小儿肥胖，首先需要让脾胃变得强健起来。

小儿肥胖饮食调理

1.让孩子多吃粗粮、蔬菜、豆类等富含膳食纤维的食物，有助于孩子排出体内堆积的垃圾废物，预防肥胖。

2.适当多给孩子吃健脾消食的食物，如山楂、红枣、山药等。

调理肥胖特效食材

番茄：开胃消食、生津止渴。
冬瓜：清热渗湿、减肥瘦身。
绿豆：健脾化湿、消肿减肥。

小儿肥胖生活调理

1.平时父母有过多饮食、不运动、饮食后久坐等习惯，孩子就会看着样子学，因此父母要改掉不良的习惯。

2.孩子在成长过程中不适合节食减肥，而可以加大活动量来消耗多余的热量。

小儿肥胖对症按摩

补脾经：用拇指指腹从孩子拇指尖向指根方向直推脾经50~100次。可以健脾益气，调理脾虚积滞引起的肥胖。

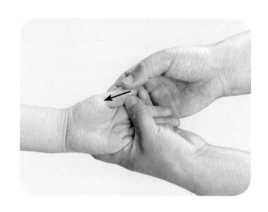

冬瓜粥

刺激肠胃蠕动

材料 新鲜冬瓜 100 克，大米 30 克。

做法

1. 将新鲜冬瓜去皮，洗净，切块。

2. 大米淘洗干净，浸泡 30 分钟。

3. 将大米、冬瓜块放入锅中加水煮熟即可。

功效 冬瓜富含膳食纤维，能刺激肠胃蠕动，长期食用有降脂的作用，有利于孩子减肥。

茄汁黄豆

补锌消脂

材料 黄豆 200 克，番茄 100 克。

调料 水淀粉 5 克，盐 1 克。

做法

1. 黄豆用凉水提前泡 6 小时，待完全泡开后倒掉泡豆的水；把黄豆放入砂锅中，加水没过黄豆，大火煮开后撇去浮沫，加盐并转小火煮。

2. 番茄洗净，去皮，切块。待黄豆煮至快软烂时，加入番茄块，大火煮开后转小火继续煮。

3. 待番茄煮烂成汁且黄豆完全煮熟后，大火收汁，用水淀粉勾芡即可。

功效 番茄含有多种营养素，且热量低，可开胃消食、生津止渴；黄豆含锌，可促进胰岛素分泌，维持身体脂肪稳定。

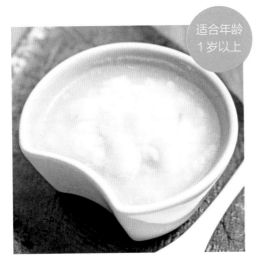

适合年龄
1 岁以上

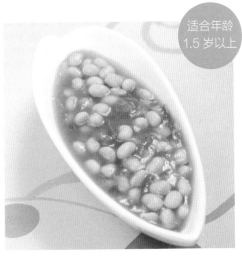

适合年龄
1.5 岁以上

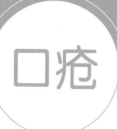

口疮

病根在脾胃

典型症状： 在牙龈、舌、上腭、两颊等处，为淡黄色或灰白色的溃疡，有烧灼感

口疮多因心脾内热引发

口疮，西医称为口腔溃疡。中医认为口疮多是上火引起的。有的孩子外感风热，邪毒由肌表侵入，内应于脾胃，引起心脾两经内热，心开窍于舌，就会发于口腔黏膜，引发口疮。还有的孩子平时喂养失当，过多食用肥甘厚腻或油炸煎烤之物，导致内火偏盛，邪热在心脾积聚，就会外发为口疮。调理口疮以清理心脾积热为主。

口疮饮食调理

1. 让孩子保持口腔清洁，注意饮食卫生，餐具要经常消毒。

2. 食物选择宜新鲜、清洁，不要过多食用辛辣炙烤及肥甘厚腻之品。

3. 多吃含锌食物，促进疮面愈合，如动物肝脏、牡蛎、瘦肉、花生、核桃等。

调理口疮特效食材

白萝卜：消炎去火。

苦瓜：泻心火，治口疮。

白菜：促进溃疡面愈合。

口疮生活调理

1. 不要给孩子吃酸、辣或咸的食物，否则孩子的疮面处会更痛。应该给孩子吃流质食物，以减轻疼痛，这样也有利于疮面的愈合。

2. 多和孩子交流，和他们做游戏，来转移孩子的注意力，减轻疼痛。

口疮对症按摩

清天河水：用食中二指指腹自腕向肘直推天河水 20～50 次，可以清热泻火。

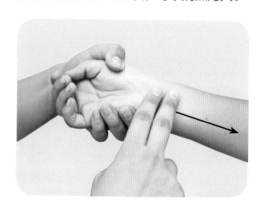

调理口疮食谱

蜂蜜萝卜

材料 白萝卜150克，蜂蜜1小勺，冰糖少许。

做法

1. 白萝卜洗净，去皮，切成圆柱形的段，然后在萝卜段中间挖一个圆形的洞，把冰糖放到萝卜洞中，入蒸锅，大火蒸30分钟。
2. 取出，放至温热，往萝卜洞中加入蜂蜜即可。

功效 清泻心脾肺之火，调理口疮。

烹调妙招 挑选白萝卜，以汁多辣味少者为佳。

西瓜番茄汁

材料 西瓜瓤适量，番茄半个。

做法

1. 挑去西瓜瓤里的子，番茄用沸水烫一下去皮，去子。
2. 将滤网或纱布清洗干净，消毒；滤取西瓜和番茄中的汁液。

功效 西瓜能清热去火、养阴凉血，对孩子上火引起的口疮有较好的调理作用。

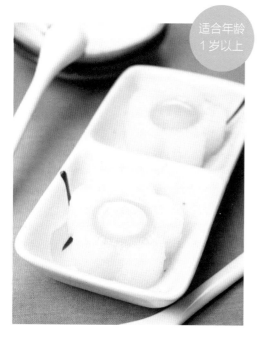

适合年龄
1岁以上

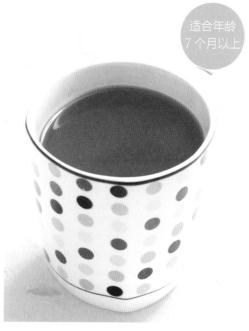

适合年龄
7个月以上

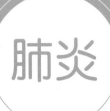

肺炎

脾肺虚弱惹的祸

典型症状： 孩子有不同程度的发热、咳嗽、呼吸困难等

脾肺虚弱的孩子易患肺炎

肺炎的形成，有内外两方面原因。中医认为外因是风邪，西医讲是细菌、病毒。当外邪势力强大（比如周围有患病的人，空气中的细菌、病毒浓度高时），脾肺抵抗不住，就容易患病。

内因就是身体抵抗力弱，一般来说，年龄小的孩子身体还很稚嫩，免疫系统没发育好，就容易受到外邪侵犯而发病。

强健脾肺有利于防治肺炎

孩子容易患肺炎，大多是脾肺虚弱引起的。脾是气血生化之源，脾气强健营养吸收就好，免疫力就强；孩子的肺很娇嫩，容易被燥邪、寒邪侵袭，补好肺，邪气就不容易侵入。

肺炎饮食调理

肺炎患儿常有高热、胃口较差、不愿进食的表现，应给予营养丰富的清淡、易消化的流质（如母乳、牛奶、米汤、菜汤等）、半流质（如面条、稀饭等）饮食，少食多餐。

调理肺炎特效食材

白萝卜：止咳化痰。
银耳：滋阴润肺，养胃生津。
雪梨：润肺止咳。

肺炎生活调理

1. 每天早晚用棉签蘸温水清洁孩子鼻腔。用温水洗净脸、手及臀部。

2. 穿衣盖被不要太厚，过热会使孩子气喘加重，从而加重呼吸困难。

肺炎对症按摩

退六腑：用拇指端或食中二指沿孩子的前臂尺侧从肘横纹推向腕横纹处，操作500次，有清热、凉血、解毒的功效。

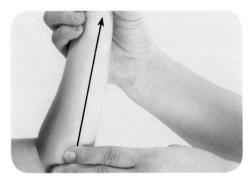

润肺食谱

橄榄萝卜粥

材料 白萝卜100克，青橄榄30克，糯米50克。

做法

1. 橄榄洗净，去核；萝卜洗净，切片；糯米淘洗干净，浸泡4小时。
2. 橄榄、萝卜片、糯米一起放入锅中，加水熬成粥。

功效 橄榄和萝卜同食可以清热降火、化痰止咳，对于孩子肺炎发热、咳嗽、痰黄黏稠有很好的食疗作用。

鲜藕茅根水

材料 鲜藕200克，鲜茅根150克。

做法

将鲜藕和鲜茅根洗净后切碎，加水煮10分钟左右即可。

功效 鲜茅根性寒味甘，善清肺、胃之热，因它有利水作用，能导热下行。莲藕适用于治疗咳嗽咯血、热病口渴等症。二者合食，有清热止咳的功效。

烹调妙招 饮用鲜藕茅根水时要忌辣椒、姜、葱等。

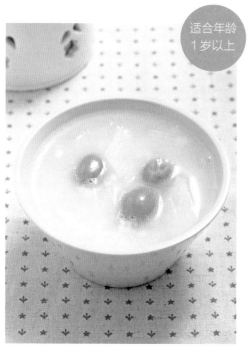

适合年龄
1岁以上

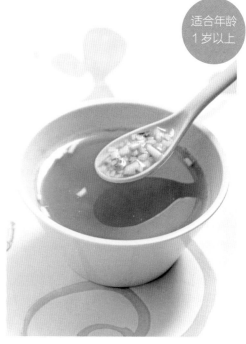

适合年龄
1岁以上

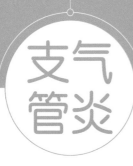

支气管炎

清肺热，固肺表

典型症状： 发热、咳嗽、气急、咳痰、呕吐、呼吸困难等

支气管炎主要是肺卫不固引起的

中医认为支气管炎主要属"风温"病的范畴。发病原因为肺卫不固，风热从肌表口鼻犯肺，以致热郁肺气，蒸液成痰。调理支气管炎以清肺热、固肺表为主。

支气管炎饮食调理

1. 孩子的日常饮食应清淡、易消化、有营养。

2. 要采取少食多餐的方法，给予孩子清淡、营养充分、均衡易吸收的半流质或流质饮食，如稀饭、鸡蛋羹、蔬菜泥、烂面条等。

3. 因"鱼生火、肉生痰"，患支气管炎的孩子应少吃黄鱼、带鱼、虾、蟹、肥肉等，以免助火生痰。

调理支气管炎特效食材

莲子：理气化痰。

山药：养阴止咳。

豆腐：清热润燥，解热毒。

支气管炎生活调理

1. 温度的变化，尤其是寒冷的刺激会降低支气管黏膜局部的抵抗力，加重支气管炎病情。所以，要随着气温变化及时给孩子增减衣物，尤其是睡觉时要给孩子盖好被子。

2. 小儿患支气管炎时有不同程度的发热，水分蒸发较快，应给患儿多喂水。

支气管炎对症按摩

清肺经：用拇指指腹从孩子无名指指根向指尖方向直推肺经100~300次，可以清理肺部余热，主治孩子感冒、支气管炎。

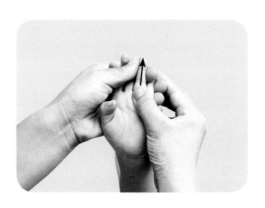

纠正支气管炎食谱

百合银耳粥

材料 百合、干银耳各 10 克，大米 40 克。

做法

1. 将百合、银耳放入适量水中浸泡片刻，发好。
2. 大米淘洗干净，加水煮粥。
3. 将发好的银耳撕成小块，和百合一起冲洗干净，放入粥中继续煮，待银耳和百合煮化即可。

功效 银耳滋润，百合润肺，搭配做成粥给孩子食用，能预防因天气干燥引起的支气管炎。

烹调妙招 煲此款汤粥宜选择干百合，鲜百合多用来炒菜吃。

醋豆腐

材料 豆腐 300 克，醋适量。

调料 葱花少许。

做法

1. 豆腐压成泥，备用。
2. 锅置火上，放入少量植物油，烧热后倒入葱花及豆腐泥，翻炒。
3. 加醋及少许水，继续翻炒匀，加葱花即可起锅。

功效 清肺热，呵护支气管。

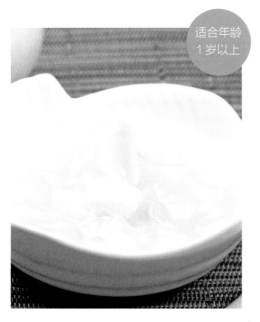

适合年龄
1 岁以上

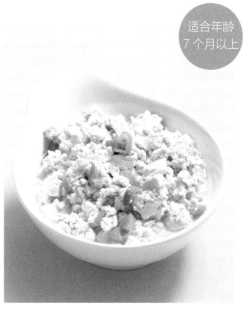

适合年龄
7 个月以上

哮喘

肺脾不足添的乱

典型症状： 嗓子内会发出咝咝声，胸内会发出呼噜呼噜的声响；会出现呼吸困难，持续咳嗽

哮喘多因痰阻气道引起

中医认为，哮喘是因为引动体内伏痰而发生的。当接触某些特定诱发因素，有些孩子是吸入花粉，有些孩子是吃了牛奶、鸡蛋、海鲜，还有些孩子甚至吸入冷空气，或者孩子情绪不佳、过度劳累等，引动体内伏痰。痰随气升，气因痰阻，痰气交阻，使气道阻塞，就会引发哮喘。调理小儿哮喘，通过补肺健脾的方式，就能去除体内伏痰。

哮喘饮食调理

1.侧重喂养孩子性质温平的食物，少给孩子吃一些寒凉食物，如绿豆、荞麦等。

2.有哮喘的孩子可以多喝白开水，尽量不要喝苦瓜茶、绿茶、菊花茶等。

调理哮喘特效食材

梨：清热润肺，消痰降火。
南瓜：润肺，有保护呼吸道的功效。
核桃：补肺定喘。

哮喘生活调理

1.注意保暖，防止感冒，增强身体抵抗力。

2.饮食要清淡，不贪吃肥甘厚味的食品。

3.避免接触有刺激性的气体、粉尘等过敏原。

哮喘对症按摩

*按揉天突穴：*用中指端按揉孩子天突穴30~60次，可利咽宣肺，定喘止咳。

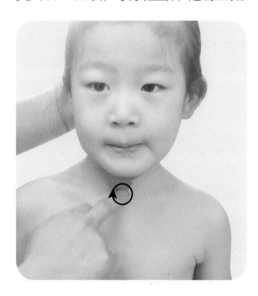

紫菜豆腐汤

缓解哮喘症状

材料 紫菜 5 克，豆腐 100 克。

调料 盐 1 克。

做法

1. 将紫菜剪成粗条；将豆腐洗净，切成小块备用。

2. 锅内加入适量水，待沸后，再加入豆腐块与紫菜条同煮，加盐调味即可。

功效 豆腐有清热润肺燥的功效，可调理孩子肺热引起的哮喘。

烹调妙招 紫菜中含有细小的泥沙，下锅前要仔细冲洗。

蒸南瓜

润肺止咳

材料 南瓜 1 个。

调料 蜂蜜、冰糖各少许。

做法

1. 将南瓜洗净，在瓜顶上开口，挖去瓜瓤备用。

2. 将蜂蜜、冰糖放入南瓜中，盖好，放入盘内，上火蒸 1 小时后取出即可。

功效 本品可补中益气，润肺止咳，适宜于脾虚哮喘患儿食用。

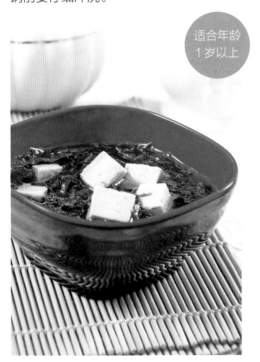

适合年龄
1 岁以上

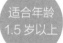

适合年龄
1.5 岁以上

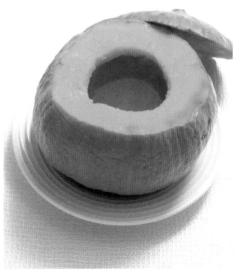

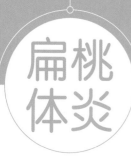

扁桃体炎

养阴润肺，消炎止痛

典型症状：高热、发冷、咳嗽、咽痛等

外邪犯肺，扁桃体发炎

中医将扁桃体炎称为乳蛾，单侧发炎称单乳蛾，双侧发炎称双乳蛾，化脓溃烂的则称为烂乳蛾。中医认为，当外感风热，侵犯肺脏时，邪毒循经上逆，集结于咽喉，就会导致扁桃体红肿疼痛。如果这时不妥善治疗，热毒炽盛，就会导致扁桃体溃烂化脓，形成化脓性扁桃体炎。调理小儿扁桃体炎，以养阴润肺为主。

扁桃体炎饮食调理

1. 选择养阴润肺的食物，如银耳、白萝卜、雪梨等。

2. 饮食宜清淡，可选择吃乳蛋类等高蛋白食物，以及香蕉、苹果等富含维生素 C 的食物。不要给孩子吃油腻、黏滞和辛辣刺激的食物，如辣椒、大蒜、油条、炸鸡等。

调理扁桃体炎特效食材

油菜：活血化瘀，消肿散结。

金橘：含维生素 C 及钙，可保护呼吸道黏膜。

扁桃体炎生活调理

1. 注意孩子口腔卫生，要多喝白开水或加水的果汁，补充体内水分。

2. 让孩子注意休息，室内温度以不感觉冷为佳，不宜过高；室内空气要新鲜，经常开窗通风。

3. 如果孩子伴有高热，要根据医嘱服用退热药。

扁桃体炎对症按摩

清天河水：用食中二指指腹自孩子腕向肘部直推天河水 30～60 次。可清热解表，泻火消炎。

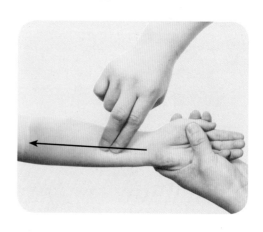

金银花粥

清热消炎

材料 金银花 15 克，大米 50 克。

做法

1. 将金银花洗净，加清水适量，浸泡 5~10 分钟，水煎取汁。
2. 在金银花汁中加大米煮粥即可。

功效 金银花有清热消炎、解毒、凉血的作用，能改善扁桃体炎引起的咽痛、发热及咽部不适感。

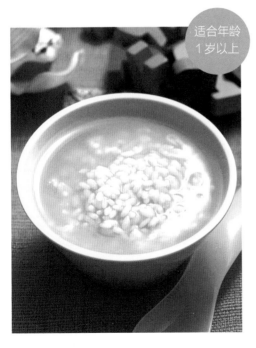

适合年龄
1 岁以上

青菜肝末

清热去火

材料 鲜猪肝 50 克，青菜叶 40 克。

调料 盐 1 克。

做法

1. 猪肝洗净，切碎；青菜叶洗净，用沸水焯烫一下后切碎。
2. 猪肝碎放入锅中，加沸水煮熟，加入青菜末、盐略煮，出锅即可。

功效 青菜肝末富含多种维生素，清热去火，也可以帮助孩子提高免疫功能。

烹调妙招 猪肝一定要洗净并反复切碎成末，才利于孩子吸收营养。

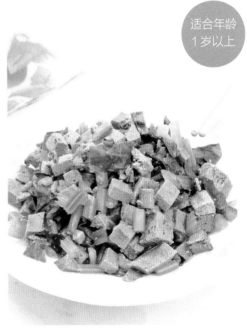

适合年龄
1 岁以上

过敏性鼻炎

脾、肺、肾"三虚"所致

典型症状：鼻塞、鼻痒、接连打喷嚏

脾肺肾变强大，孩子不得过敏性鼻炎

过敏性鼻炎是孩子对某些物质过敏反应在鼻部的表现。中医认为过敏性鼻炎主要是由于肺、脾、肾脏"三虚"所致，患儿尤以气虚为主，再加外感风寒侵袭鼻窍而发病。调理过敏性鼻炎以补养脾肺肾三脏为主。

过敏性鼻炎饮食调理

1. 多吃富含维生素 C 的食物，如菠菜、白菜、白萝卜、金针菇、油菜等。

2. 糯米、山药、莲子、桂圆等温补食物，根据孩子的体质适当食用。

3. 忌吃寒凉食物。如生冷瓜果、冷饮、凉菜等，容易损伤脾肺肾阳气，加重患儿症状。

4. 中医讲海鲜属"发物"，也就是说这类食物比较容易成为引起过敏反应的诱因，患儿不宜过多食用，甚至在发作期禁食。

调理过敏性鼻炎特效食材

胡萝卜：富含的胡萝卜素能在体内转变成维生素 A，有助于增强孩子体质。

红枣：抗过敏，预防过敏性鼻炎。

过敏性鼻炎生活调理

1. 经常清洗被褥、枕套等，加强除螨；避免带孩子到有花粉、毛絮的地方去。

2. 盐水洗鼻的不良反应小，孩子比较容易接受。只要长期坚持，就有很好的效果。

过敏性鼻炎对症按摩

按揉迎香穴： 用食指或中指端按揉孩子迎香穴 50～100 次，可通鼻窍，主治孩子感冒、鼻塞、过敏性鼻炎等。

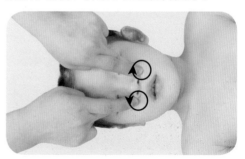

胡萝卜汁

调节免疫功能

材料 胡萝卜 80 克。

做法

1. 胡萝卜洗净，去皮，切小段。
2. 将切好的胡萝卜倒入全自动豆浆机中，加入适量凉白开，按下"果蔬汁"键，搅打均匀后倒入杯中即可。

功效 此款胡萝卜汁富含胡萝卜素、维生素 C，可有效预防过敏性鼻炎。

山药红枣羹

抗过敏

材料 山药 100 克，红枣 2 枚。
调料 白糖、水淀粉各适量。

做法

1. 山药去皮，洗净，切小丁；红枣洗净，去核，切碎。
2. 锅置火上，倒入适量清水烧开，放入山药丁大火烧开，转小火煮至五成熟，下入红枣碎煮至熟软，加白糖调味，用水淀粉勾薄芡即可。

功效 红枣具有抗过敏的功效，有预防过敏性鼻炎等疾病的作用。

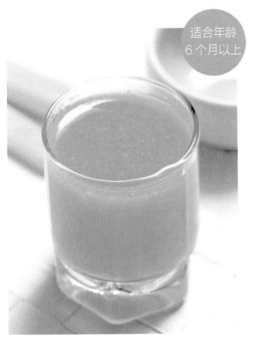

适合年龄
6 个月以上

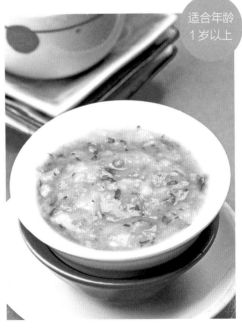

适合年龄
1 岁以上

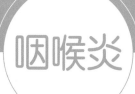

咽喉炎

宣通肺气，清咽利喉

典型症状：孩子声音嘶哑，并伴有喉部肿痛、咳嗽、痰多等症状

慢性咽喉炎是邪热伤阴引起的

慢性咽炎为咽部黏膜、黏膜下及淋巴组织的弥漫性炎症。中医认为，邪热伤阴、肺肾阴亏、虚火久灼是慢性咽炎的病因。调理慢性咽喉炎以驱除邪热、清润肺气为主。

咽喉炎饮食调理

1. 急性咽喉炎会有喉咙痛、吞咽困难等不适症状。在急性咽喉炎发作期，尽量给孩子吃流质食物，这样能减缓孩子的不适。

2. 让孩子增加水分摄入，可饮用热橙汁或热粥。

3. 避免食用过冷、辛辣、过烫、带有腥味的刺激食物。

调理咽喉炎特效食材

黄瓜：清热润燥。
荸荠：清热生津，凉血护咽。
西瓜：生津利咽。

咽喉炎生活调理

1. 生活要有规律，起居有常，夜卧早起，避免着凉。睡觉时避免吹对流风。

2. 平时加强户外活动，多晒阳光，增强体质，提高抗病能力。

3. 保持口腔卫生，养成晨起和睡前刷牙漱口的习惯。

咽喉炎对症按摩

按揉天突穴：将中指放在天突穴上，先按后揉1~3分钟，力量由轻到重，按至喉部有发痒感为度，可清咽利喉，缓解咽喉不适。

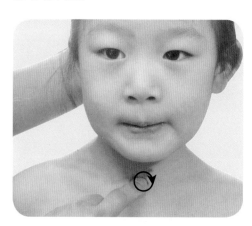

调理咽喉炎食谱

苹果雪梨银耳汤

滋阴润喉

材料 雪梨 100 克，苹果 80 克，荸荠 50 克，银耳 10 克，枸杞子、陈皮各 3 克。

做法

1. 将雪梨、苹果洗净，去皮去核，切块；荸荠削去外皮；将银耳泡发，去黄蒂，撕成小朵备用。
2. 锅中放适量清水，放入陈皮，待水煮沸后将陈皮捞出，然后放入雪梨块、苹果块、银耳、枸杞子和荸荠，大火煮约 15 分钟，转小火继续煮半小时即可。

功效 这款汤不仅能润肺、保护喉部，还富含天然植物性胶质，具有滋阴的作用。

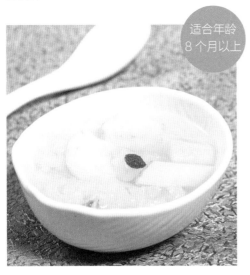

适合年龄
8 个月以上

木耳烩丝瓜

清咽利喉

材料 水发木耳 25 克，丝瓜 200 克。

调料 葱花 5 克，花椒粉、盐各 1 克，水淀粉适量。

做法

1. 将水发木耳洗净，撕成小片；将丝瓜去皮，洗净，切滚刀块。
2. 炒锅倒入植物油烧至七成热，下葱花、花椒粉炒出香味，倒入丝瓜和木耳翻炒至熟，用盐调味，用水淀粉勾芡即可。

功效 木耳富含胶质，经常食用可把残留在人体消化系统内的灰尘、杂质吸附起来排出体外，起到清胃涤肠的作用；丝瓜具有防治咽炎的功效。两者搭配，适合患咽炎的人群食用。

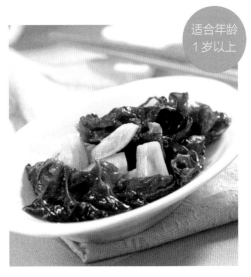

适合年龄
1 岁以上

牙痛

清肺胃之火能止痛

典型症状：牙痛因咀嚼加重，或因遇冷热酸甜刺激加重

牙痛多因外感风寒或风热引起

孩子牙痛以龋齿、牙龈炎多见。中医学认为，牙痛主要因外感风寒或风热，引起虚火上炎所致。调理牙痛当以祛风散寒、清火为主。

牙痛饮食调理

1. 孩子牙痛，影响其咀嚼和吞咽功能，进食会有些困难，所以孩子的饮食以清淡、易咀嚼、易吞咽为主。家长可以给孩子准备流食、半流食，如稀粥、面条、米汤、果蔬汁等。

2. 让孩子多喝水，可以保证充足的水分，对于促进炎症消退有一定作用。

调理牙痛特效食材

莲藕：清热润肺，凉血行瘀。
绿豆：清热解毒，缓解牙痛。
茄子：散血瘀，消肿止痛。

牙痛生活调理

1. 注意口腔卫生，一日三餐后要漱口，保证早晚刷牙。

2. 养成良好的生活习惯，临睡前不吃甜食；要改掉吃零食的习惯。

牙痛对症按摩

拿捏合谷穴：用拇指指腹相对用力拿捏孩子合谷穴 20 次，可疏通经络、清热解表，调理牙痛。

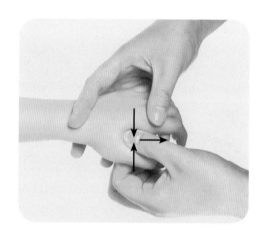

○ TIPS ○

孩子因长牙引起的牙痛，应该如何调治？

用干净的手指轻轻按摩孩子的牙龈，有助于缓解出牙引起的疼痛。

菠菜托鸡蛋

清热解毒

材料 菠菜 250 克，鸡蛋 2 个。

调料 盐少许。

做法

1. 菠菜去根，用清水洗净，放入沸水中烫软，捞出后过凉，挤干水分，切段；鸡蛋打到碗内，加入盐搅匀。
2. 锅内油烧至八成热，放入菠菜段翻炒至熟，装盘摊平。
3. 平底煎锅内放油，抹匀，放入鸡蛋液煎至两面金黄色，盛在摊平的菠菜上即可。

功效 具有利尿消炎、清热利咽、消炎镇痛的功效，可改善上火引起的牙痛。

烹调妙招 烹调菠菜前宜焯水，因为菠菜富含草酸，草酸会影响人体对钙的吸收，但是焯一下能减少菠菜中草酸含量。

西芹番茄橙汁

清热止痛

材料 番茄 150 克，橙子 100 克，西芹 50 克。

调料 蜂蜜适量。

做法

1. 西芹洗净，切小段；番茄洗净，去皮，切小块；橙子去皮，切小块。
2. 将材料放入果汁机中，加入适量饮用水搅打，最后加蜂蜜调匀即可。

功效 此饮品对于肺胃积热引起的牙痛有很好的清热效果，而且口味很适合孩子饮用。

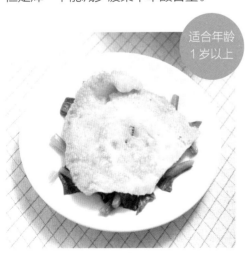

适合年龄 1 岁以上

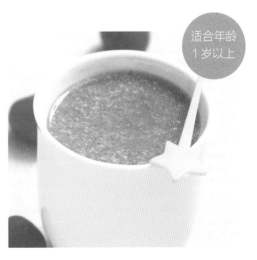

适合年龄 1 岁以上

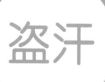

盗汗

脾肺肾三脏阴虚惹的麻烦

典型症状：睡觉时全身出汗，醒来汗止

小儿盗汗是体内阴阳失调的表现

中医认为小儿盗汗是体内阴阳失调的表现，多与心、肺、肾三脏阴虚有关。一般来说，常见的小儿盗汗是由于气阴两虚、阴虚火旺所致，大多继发于热病或久病、重病之后，是由于脾胃积热引起的盗汗。

盗汗饮食调理

1. 盗汗的孩子，饮食上宜益气养阴，多吃小麦、红枣、核桃、木耳等食物。

2. 多汗的孩子可以多喝白开水来补充水分。

调理盗汗特效食材

山药：益气养阴，止汗。
红枣：安心神，养心血。
薏米：养心，固涩止汗。

盗汗生活调理

1. 孩子多汗时要注意衣着或被褥厚薄适宜，随环境温度变化及时更换。

2. 内衣被汗浸湿后，应立即更换，以免受凉感冒。

盗汗对症按摩

补肾经：用拇指指腹从孩子小指尖向指根方向直推肾经100～300次，能补肾健体，调理孩子肾虚引起的盗汗。

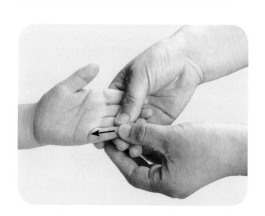

○ TIPS ○

如何调理孩子自汗、盗汗？

羊肉50克、生姜10克、红枣3枚。羊肉洗净切块，加入生姜、红枣煨汤，熟后吃肉喝汤，每日1剂。

纠正盗汗食谱

山药薏米红枣粥

材料　山药 100 克，薏米、大米各 50 克，红枣 3 枚。

做法

1. 山药去皮，洗净后切小块。
2. 薏米、大米、红枣各洗净，与山药一同煮粥即可。

功效　山药含有较丰富的 B 族维生素、钙等成分，能益气养阴，适合自汗、盗汗的孩子食用。

黄芪粥

固表止汗

材料　黄芪 20 克，大米 50 克。
调料　白糖适量。
做法

　将黄芪煎汁，用黄芪汁煮大米。待煮熟后，放入适量白糖调味，温服即可。

功效　黄芪味甘，性微温，含有黄芪多糖，可补气升阳、固表止汗，对小儿自汗、盗汗有较好的疗效。

温馨提示　黄芪粥属于温补性食物，当孩子盗汗症状好转后停用，不建议长期服用。

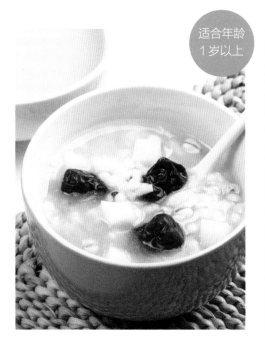

适合年龄
1 岁以上

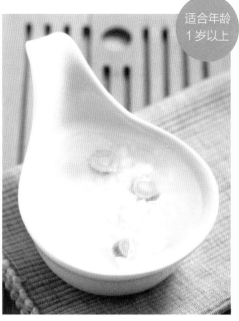

适合年龄
1 岁以上

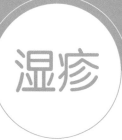

湿疹

清肺热，祛脾湿

典型症状： 小孩面颊上出小红疹，很快就会波及额、颈、胸等处，小红疹可能变为小水疱

湿疹，风寒湿伤脾肺的结果

湿疹在孩子满月时即可发生，6~12个月时较重，1岁后才可能好转。因为婴幼儿身体虚弱，受到自然界的风邪、湿邪侵犯，脾被湿困，风邪伤肺，肺主皮毛，湿疹就会体现在皮肤上。调理湿疹以清除脾肺的湿热为主。

湿疹饮食调理

1. 饮食宜清淡，忌食辛辣肥甘之物。
2. 过敏体质的孩子，要慎重给孩子吃易引发过敏的食物，但不是说不能尝试。尝试一种食材数天后确认不过敏即可放心食用这种食材。

调理湿疹特效食材

薏米：清热利湿，除水肿。
红豆：清热健脾，缓解湿疹。
海带：促进体内湿热毒排出。

湿疹生活调理

1. 要勤洗、勤烫孩子的衣服，最好用婴幼儿专用清洁剂；勤换纸尿裤。
2. 除儿童专用润肤霜外，不要用任何"护肤品"。
3. 要常剪孩子的指甲，防止抓破皮肤，继发感染。
4. 让孩子远离潮湿寒凉之地，穿衣不要太单薄，夏季尽量少吹空调。

湿疹对症按摩

按揉足三里穴： 用拇指端按揉孩子足三里穴 30~50 次，两侧可以同时进行，可健脾祛湿，防治湿疹。

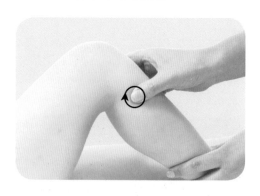

调理湿疹食谱

花生红豆汤

材料 红豆 30 克，花生仁 50 克。

调料 糖桂花 5 克。

做法

1. 红豆与花生仁淘洗净，用清水浸泡 2 小时。

2. 将泡好的红豆与花生仁连同水一并放入锅中，开大火煮沸。

3. 转小火煮 1 小时，放入糖桂花搅匀即可。

功效 红豆能利尿除湿，花生有补血的效果，此汤能补血、利尿除湿。

烹调妙招 烹制此汤时，还可以加入适量绿豆，健脾祛湿的功效更好。

苦瓜苹果饮

材料 苦瓜 25 克，苹果 50 克。

做法

1. 苦瓜洗净，去瓤，切块，浸泡 10 分钟。

2. 苹果去皮，切小块。

3. 苦瓜块沥干，和苹果块一同倒入料理机，加入适量白开水，打成汁，过滤取汁倒入杯中。

功效 苦瓜可起到清热消暑、养血益气、滋肝明目的功效，还能提高机体应激能力、保护心脏。苹果能促进排便，有利于毒素的排出。

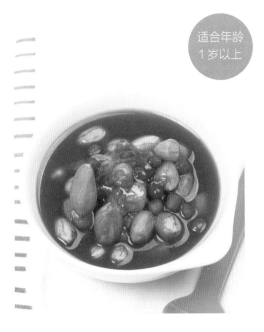

适合年龄
1 岁以上

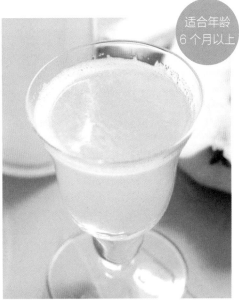

适合年龄
6 个月以上

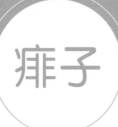

痱子

消暑热，敛虚汗

典型症状： 孩子皮肤下出现的针头大小的小水疱，常发生在头皮、前额、颈、胸、臀部、肘弯等部位

痱子是孩子夏季常见的皮肤病

痱子是孩子夏季最常见的皮肤病。夏天气温高，汗液分泌多，汗液蒸发不畅，导致汗孔堵塞，阻塞的汗腺还在分泌汗液，这样淤积在表皮汗管内的汗液使汗管内压力增加，导致汗管扩张破裂，汗液外溢渗入周围组织，在皮肤下出现许多针头大小的小水疱，就形成了痱子。

痱子饮食调理

1. 孩子夏天得了痱子，应该多饮水，尤其是白开水，常喝绿豆汤及其他清凉饮料。

2. 让孩子吃清淡易消化的食物，少吃油腻和刺激性食物。

调理痱子特效食材

乌梅：清热润肺，敛汗。
绿豆：清暑除湿。
马齿苋：消炎杀菌，除痱子。

痱子生活调理

1. 局部宜用温水清洗，冷水及热水均不宜。冷水洗澡，虽然开始在皮肤感觉上非常凉爽舒服，但会引起毛孔收缩，不利于汗腺分泌通畅，热水澡会对有炎症的痱子产生刺激。

2. 孩子的脖子、腋窝、大腿根等柔弱的部位要保持干爽，可以涂一些爽身粉。室内要多通风，室内温度不宜过高。

痱子对症按摩

清天河水： 用食中二指指腹自腕向肘推天河水 100~300 次，可清热解暑，泻火除烦。

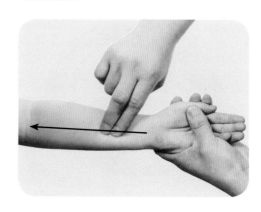

调理痱子食谱

马齿苋槐花粥

材料 鲜马齿苋、大米各50克，槐花15克。

调料 红糖5克。

做法

1. 鲜马齿苋洗净，焯软，沥干，切碎；槐花洗净晾干，研末；大米淘洗干净。
2. 大米煮成粥，快熟时，加入槐花细末、马齿苋碎末及红糖，用小火煮沸即可。

功效 马齿苋能够促进溃疡愈合，起到消炎的效果，对许多细菌有较强的抑制作用，有"天然的抗生素"之美称。

烹调妙招 马齿苋煮沸后不宜煮过长时间，5~10分钟即可。

乌梅汤

材料 乌梅5枚，金银花6朵。

做法

1. 乌梅洗净，入锅煎煮30分钟。
2. 放入金银花煎20分钟，去渣取汁即可。

功效 金银花有抗菌消炎、解毒清热、疏散热邪等作用，搭配乌梅煎汤，很适合孩子夏季饮用，可调理暑热引发的痱子。

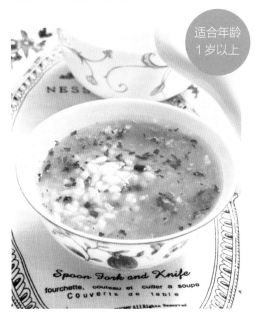

适合年龄
1岁以上

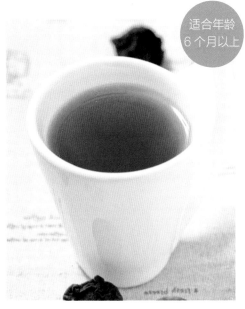

适合年龄
6个月以上

小儿多动症

先天不足后天补

典型症状：注意力难以集中，情绪不稳，容易冲动

小儿多动症多因先天不足

多动症多见于学龄期儿童，多因先天不足导致注意力难以集中，并有不同程度的学习困难。调理小儿多动症以益气养血、补肾健脑为主。

小儿多动症饮食调理

1. 饮食宜清淡而富有营养，忌多食甜品及肥腻辛辣之品。

2. 在进食质量上可多吃含蛋白质、维生素、卵磷质、矿物质的食物，如牛奶、鸡蛋、大豆及大豆制品、瘦肉、动物肝脏、动物心脏等。

3. 让孩子多吃些海带、鱿鱼、紫菜等海产品，对改善多动症有帮助。

小儿多动症特效食材

核桃仁：补肾益智。
桂圆：健脾养心。
牡蛎：滋阴潜阳。

小儿多动症生活调理

1. 对于患多动症的孩子，家长要有耐心，不要轻易对孩子发脾气；如果对孩子发脾气了，要及时道歉。

2. 培养孩子正常的生活学习习惯，逐步延长孩子集中注意力的时间。

小儿多动症对症按摩

补肾经：用拇指指腹从孩子小指尖向指根方向直推肾经300次，可滋阴补肾，安神定志。

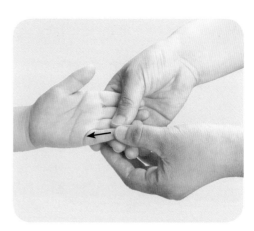

纠正小儿多动症食谱

桂圆红枣豆浆

补益心脾，缓解多动症

材料 黄豆40克，桂圆15克，红枣5枚。

做法

1. 黄豆用清水浸泡8~12小时，洗净；桂圆去壳、核；红枣洗净，去核，切碎。

2. 把上述食材一同倒入全自动豆浆机中，加水至上下水位线之间，按下"豆浆"键，煮至豆浆机提示豆浆做好即可。

功效 益气脾，补气血，适用于心脾两虚引起的小儿多动症。

酸枣仁莲子粥

调补心肾，缓解多动症

材料 去心莲子50克，酸枣仁10克，大米150克。

做法

1. 酸枣仁用纱布包好，同洗净的大米、莲子一起入锅熬粥。

2. 粥好以后，将酸枣仁去掉即可。

功效 此粥安定心神、清热去火，对心肾失交的多动症孩子很有益处。

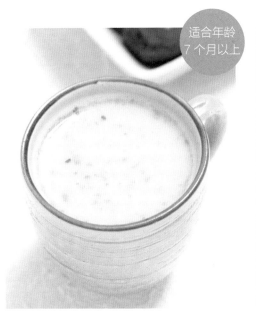

适合年龄
7个月以上

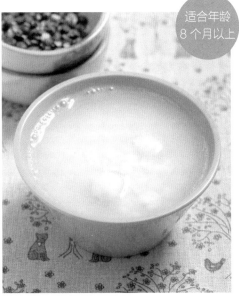

适合年龄
8个月以上

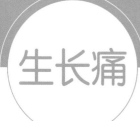

生长痛

补肾健脾，调理病痛

典型症状：膝关节周围或小腿前侧轻微疼痛

生长痛，脾肾两虚是病根

生长痛大多是因为儿童活动量相对较大，长骨生长较快，与局部肌肉和筋健的生长发育不协调等而导致的生理性疼痛，多表现为下肢肌肉疼痛，且多发生于夜间，常见于 4～12 岁儿童。中医认为，脾肾两虚是生长痛的主要原因，调理以健脾补肾为原则。

生长痛饮食调理

1. 多给孩子补充能促进软骨组织生长的食物，如牛奶、核桃、鸡蛋等。

2. 让孩子多吃一些富含维生素 C 的蔬菜和水果，如韭菜、菠菜、柑橘、柚子等。

生长痛特效食材

板栗：健脾补肾，缓解疼痛。

山药：强健脾胃。

牛奶：富含蛋白质、钙，促进软骨组织生长。

生长痛生活调理

1. 转移孩子注意力，用讲故事、做游戏、玩玩具、看卡通片等方法吸引孩子，让孩子转移注意力，忽略疼痛。

2. 按摩、热敷，用热毛巾对疼痛部位进行按摩或热敷，缓解疼痛。

3. 减少剧烈运动，如果疼痛比较厉害，应该让孩子多休息，放松肌肉，不要进行剧烈活动。

生长痛对症按摩

拿百虫穴：以拇指指腹与食中二指相对稍用力拿捏孩子百虫穴 50～100 次，可以疏经通络，促进下肢血液循环，缓解儿童生长痛。

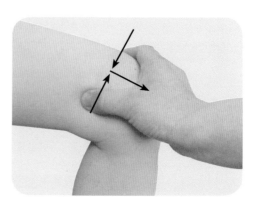

纠正生长痛食谱

牛奶花生豆浆

帮助软骨组织生长

材料 黄豆 70 克，花生仁 15 克，牛奶 200 克。

做法

1. 将黄豆、花生仁洗净，浸泡于水中，泡至发软。

2. 将全部食材放入豆浆机杯体中，加牛奶，启动豆浆机约 15 分钟后，用滤网滤出豆渣即可饮用。

功效 牛奶富含蛋白质、钙，可以促进软骨组织生长。

烹调妙招 黄豆和花生要分别浸泡。室温下将黄豆用凉水浸泡 8 小时；将花生仁浸泡 20 分钟，去红衣，再浸泡 20 分钟即可。

韭菜炒鸭肝

强健骨骼

材料 鸭肝 100 克，韭菜 200 克，胡萝卜 75 克。

调料 盐少许。

做法

1. 将胡萝卜洗净，去皮，切条；将韭菜洗净，切段；将鸭肝洗净，切片，在沸水中焯烫，沥干。

2. 炒锅置火上，倒植物油烧热，放入鸭肝煸熟，盛出待用。

3. 锅留底油烧热，倒入胡萝卜条和鸭肝翻炒，加入韭菜段翻炒片刻，调入盐略炒即可。

功效 韭菜、胡萝卜可补肝肾，有强健骨骼的功效；鸭肝补肝效果好。三者合一，可强健肝肾，缓解生长疼痛。

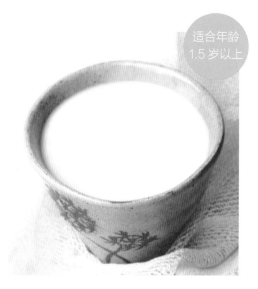

适合年龄
1.5 岁以上

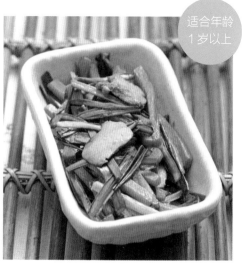

适合年龄
1 岁以上

佝偻病

补肾，养先天

典型症状： 生长迟缓、低钙惊厥、萎靡等

调理佝偻病补肾是关键

佝偻病是由于维生素 D 缺乏引起体内钙、磷代谢紊乱，而使骨骼钙化不良的一种疾病。佝偻病会使孩子的抵抗力降低，容易合并肺炎及腹泻等疾病，影响孩子的生长发育。中医认为，小儿佝偻病的发生，和先天肾功能不足有一定的关系。调理佝偻病以补肾为关键。

佝偻病饮食调理

1. 常给孩子吃燕麦、大米、小麦胚芽、小米、玉米或黑麦煮的粥。
2. 多带孩子晒太阳，及时补充维生素，增加维生素 D 的摄入。

佝偻病特效食材

三文鱼：富含 DHA，利于孩子骨骼和大脑发育。

香菇：补肝肾，强骨骼。

牛奶：补钙，强壮骨骼。

佝偻病生活调理

1. 孩子每天在室外活动 1~2 小时，晒晒太阳，能促进维生素 D 的合成。
2. 当孩子患有佝偻病时，不能因担心孩子体质虚弱、不耐风寒就不出屋，这样反而对孩子的生长发育不利。

佝偻病对症按摩

补肾经：用拇指指腹从孩子小指尖向指根方向直推肾经 20~50 次，可补肾，强健骨骼。

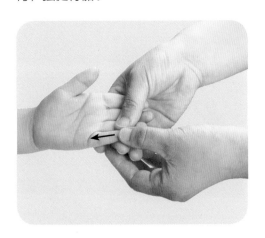

西蓝花香菇豆腐

健体强骨

材料 西蓝花 50 克,熟鸡蛋半个,鲜香菇、豆腐各 80 克。

调料 高汤适量。

做法

1. 西蓝花洗净,切小朵;香菇洗净,切小丁;熟鸡蛋剥壳,切碎蛋白,研碎蛋黄;豆腐冲净,切块。

2. 锅中加水煮沸,加高汤、西蓝花、香菇小丁和熟鸡蛋碎煮开,继续煮 10 分钟,放入豆腐块煮开即可。

功效 强健孩子骨骼。

猪骨菠菜汤

养血利骨

材料 猪排骨 150 克,菠菜 80 克。

做法

1. 将猪骨放入锅中,熬汤 40 分钟左右。

2. 然后加入切段的菠菜稍煮即可。

功效 此汤中含有较丰富的钙、铁、蛋白质等,能养血利骨,对小儿佝偻病有很好的预防效果。

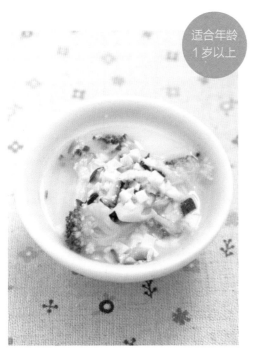

适合年龄
1 岁以上

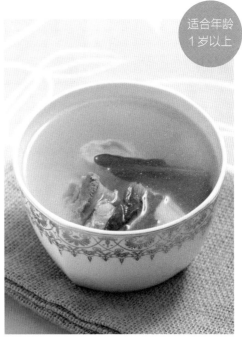

适合年龄
1 岁以上

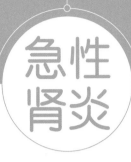

急性肾炎

利水消炎为上策

典型症状： 水肿、血尿，并伴有乏力、头痛、恶心、腰痛等不适

急性肾炎是如何发生的

急性肾小球肾炎简称急性肾炎，病程多在 1 年以内。临床上绝大部分属于链球菌感染后导致的免疫复合物性肾炎。本病是儿科常见的一种肾脏疾病，发病年龄多在 3~11 岁。孩子急性肾炎的发生与链球菌的感染有很大关系，链球菌在体内作为一种抗原，通过血液产生抗体，抗体经过肾脏时，沉淀在肾小球基底膜上，发生免疫反应，从而导致急性肾炎的发生。

急性肾炎饮食调理

1.急性肾炎患儿每天要摄入适量维生素 C，增加新鲜蔬菜水果的进食量，如猕猴桃、白菜、西蓝花、鲜枣等可适量多食。

2.为了减轻肾脏负荷，在肾炎急性期应该限制孩子蛋白质的摄入，少吃肉蛋奶类及大豆类。

3.为了防止严重并发症，应该限制孩子盐的摄入。

急性肾炎特效食材

薏米：健脾止泻，清热排毒。
车前草：清热利尿，解毒。

急性肾炎生活调理

孩子患病1~3周内，必须卧床休息，等到孩子的肉眼血尿消失、血压恢复正常、水肿消退、血肌酐降至正常、并发症消退，则可以逐步在室内活动。如果活动量增加后，孩子的尿液颜色异常加重，则需要再次卧床休息。

急性肾炎对症按摩

揉肾腧穴： 用拇指指腹按揉肾腧穴10~30 次，可利水消炎，呵护肾脏。

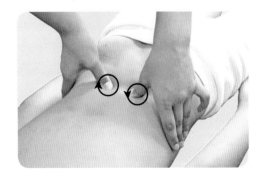

调理急性肾炎食谱

薏米汤

材料 薏米、黄瓜、胡萝卜各50克，鸡蛋1个，玉米粒25克，玉米须5克。

调料 水淀粉15克，鸡汤适量。

做法

1. 薏米洗净，泡4小时；鸡蛋打散；黄瓜、胡萝卜洗净，切丁。

2. 泡好的薏米与玉米粒放入鸡汤内煮软，倒入玉米须，放入胡萝卜丁、黄瓜丁煮烂，取出玉米须，用水淀粉勾芡，鸡蛋液徐徐倒入汤中，略煮即可。

功效 利水消肿，适用于急性肾炎浮肿少尿者。

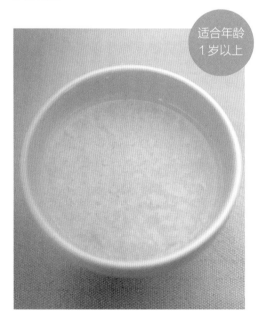

适合年龄
1岁以上

番茄炒菜花

材料 菜花300克，番茄100克。

调料 葱花3克，盐1克。

做法

1. 菜花去柄，洗净后切成小朵，焯烫一下；番茄洗净，去皮，切小块。

2. 锅内倒油烧至六成热，下入葱花爆香，倒入番茄煸炒，下入菜花翻炒至熟，加盐即可。

功效 此菜含番茄红素、胡萝卜素、维生素C、膳食纤维等，能够保护肾脏健康，提高身体免疫力，有益急性肾炎患者恢复。

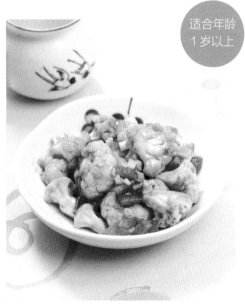

适合年龄
1岁以上

孩子常见疾病的家中必备中成药

小儿健脾丸

功效： 健脾、和胃、化滞。

适用病症： 用于小儿脾胃虚弱引起的消化不良，不思饮食，大便稀溏，体弱无力。

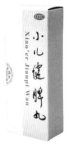

小儿感冒颗粒

功效： 辛凉解表，治感冒。

适用病症： 小儿风寒感冒，发热重，怕风，有汗或少汗，头痛，鼻塞，流黄鼻涕，咳嗽，痰稠色白或黄，咽喉红肿或疼痛。

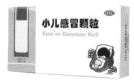

小儿至宝丸

功效： 疏风镇惊，化痰导滞。

适用病症： 小儿风寒感冒，发热鼻塞，咳嗽痰多，呕吐腹泻。

导赤丸

功效： 清热除烦，通便利尿。

适用病症： 主治口舌生疮，咽喉肿痛，心胸烦热，大便秘结，小便短赤。

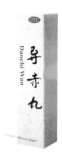

小儿腹泻宁糖浆

功效： 补气健脾，化湿和胃。

适用病症： 用于脾虚湿盛引起的腹泻、呕吐、肌热口渴、倦怠乏力。

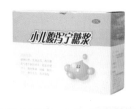

小儿消食片

功效： 消食化滞，健脾和胃。

适用病症： 主治脾胃不和，消化不良，食欲缺乏，便秘，食滞。

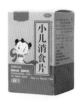

温馨提示：本页中提到的小儿常用药，要根据孩子具体病症遵医嘱和药品说明书服用，切忌盲目使用。

孩子突发疾病时家庭急救妙招

孩子突发高热

急救方法：生姜一小块（约10克），捣成糊状，敷在孩子手腕处的高骨上。用医用纱布裹住后，贴上胶布固定，一般40分钟左右可以退热。

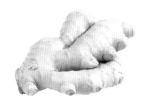

皮肤晒伤

急救方法：5个熟鸡蛋黄小火煎10~15分钟，出油后加冰片末15克调匀，涂在晒伤疼痛处即可，一日3~4次均可。

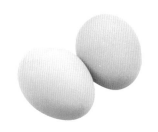

蹭破皮、擦伤

急救方法：白及、三七各50克，研末调匀放入干净的小瓶中备用，每次取适量涂抹受伤处即可。

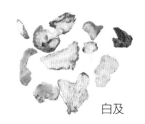

白及

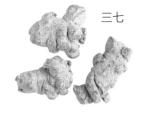

三七

伤筋动骨

急救方法：取韭菜一小把，洗净后捣烂，加适量醋调成糊状，敷在患处，用纱布固定，每日1次，3~4次即可。可用于伤筋动骨恢复期的调养。

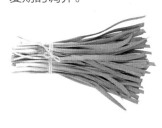

烧伤、烫伤

急救方法：用凉水冲患处。

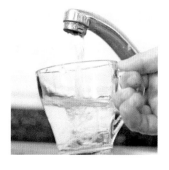

蚊虫叮咬

急救方法：仙人掌去刺，捣成糊，敷在叮咬处，敷10~15分钟即可。

精品图书推荐

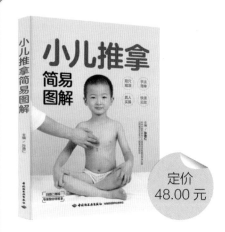

定价
48.00 元

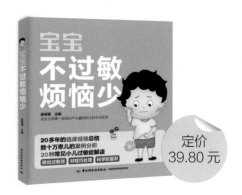

定价
39.80 元

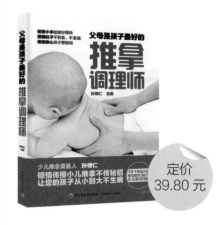

定价
39.80 元

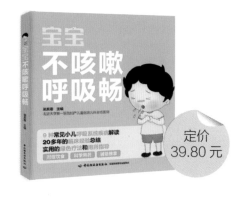

定价
39.80 元

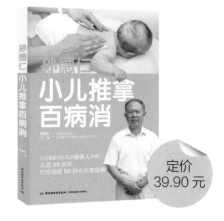

定价
39.90 元

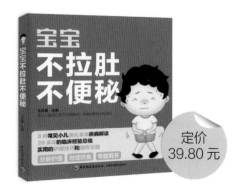

定价
39.80 元